新型コロナワクチンの光と影

誰も報じなかった事実の記録

CBCテレビアナウンサー
大石邦彦

方丈社

ワクチンの影と向き合う

新型コロナワクチンの使用にはリスクが伴う。接種後の急死、重度の後遺症で苦しむ人が増えている。政府や厚労省は、そしてわれわれマスコミは、どこまでベネフィットとリスクの存在という事実の周知に尽くしただろうか？

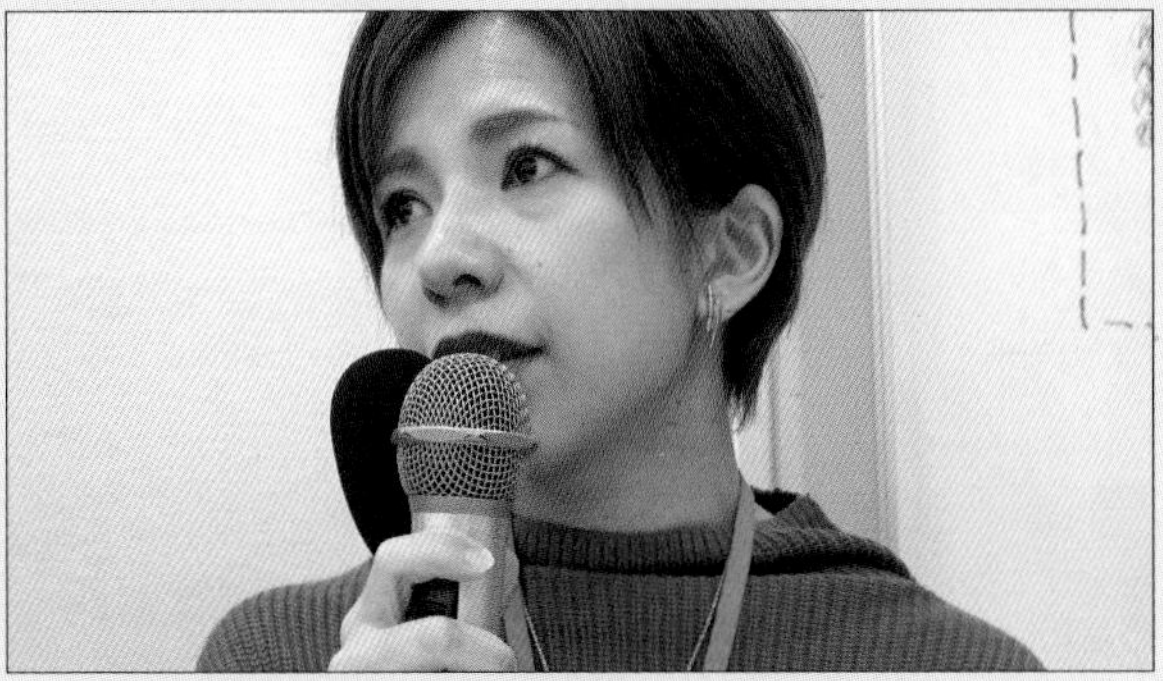

▶ワクチン2回目接種3日後に、突然健康だった夫・正《しょう》太《た》郎《ろう》さんを失った須《す》田《だ》睦《むつ》子《こ》さん。「あなたたちが安全だと言ったワクチンを打って、夫は亡くなったんです！」と、厚労省の担当者たちに涙ながらに訴えた。

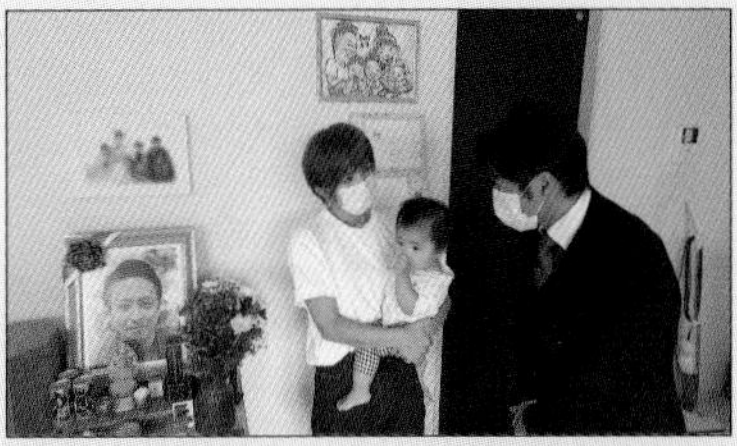

◀自宅リビングには正太郎さんが優しく微笑む遺影が飾られている。

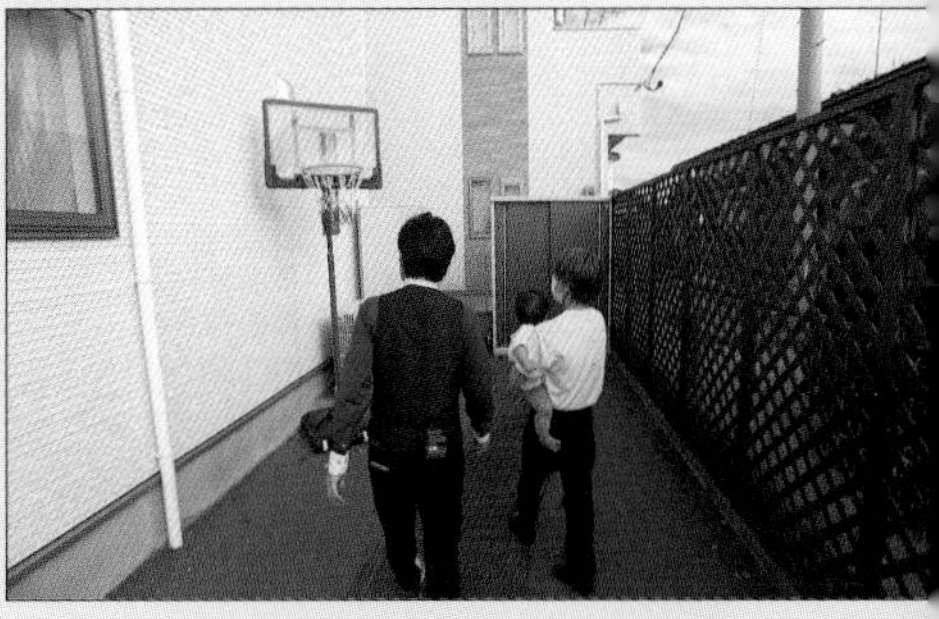

▲夫と長男がいつも笑いながら練習していたバスケットゴール。今は寂しく庭に立つだけだ。

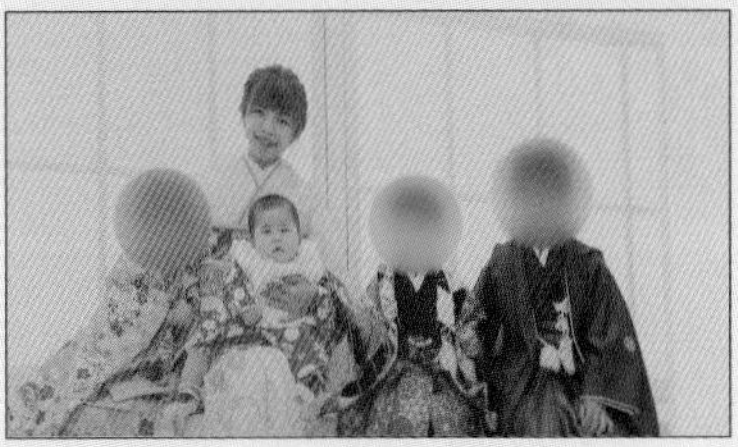

▲七五三の家族写真。「可哀想な子どもたち」と言われないように、笑顔で撮影に臨む。母の胸には夫にとって「まだ見ぬ子」だった二女、すみれちゃんが。

【5章　ワクチンと死の真相】

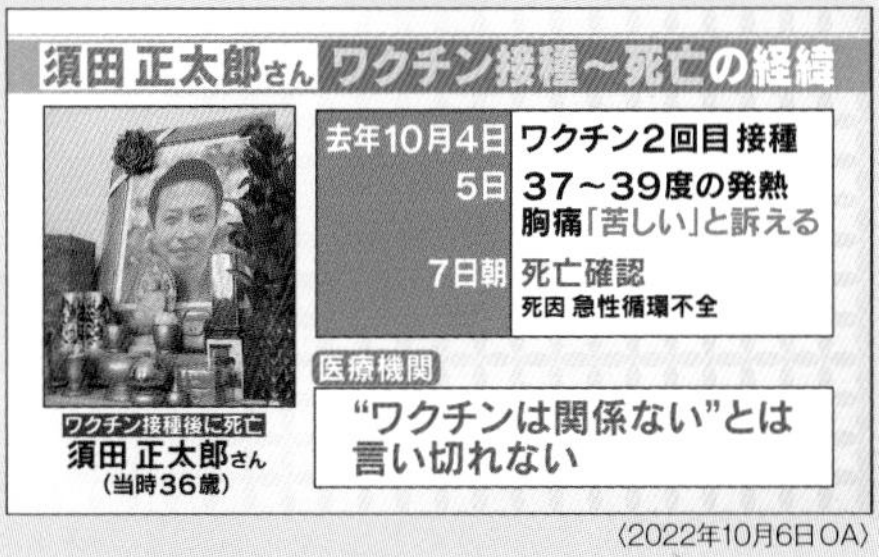
須田 正太郎さん ワクチン接種～死亡の経緯
去年10月4日 ワクチン2回目 接種
5日 37～39度の発熱
胸痛「苦しい」と訴える
7日朝 死亡確認
死因 急性循環不全
医療機関
“ワクチンは関係ない”とは言い切れない
ワクチン接種後に死亡
須田 正太郎さん
(当時36歳)

〈2022年10月6日OA〉

知っていれば打たせなかったのに……。

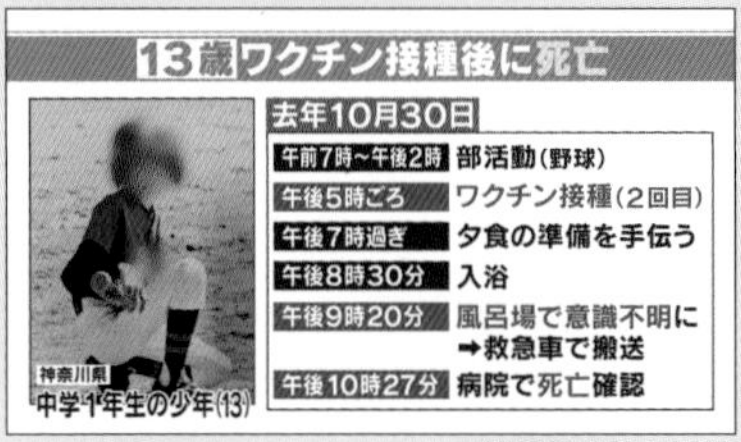
13歳ワクチン接種後に死亡
神奈川県
中学1年生の少年(13)
去年10月30日
午前7時～午後2時 部活動(野球)
午後5時ごろ ワクチン接種(2回目)
午後7時過ぎ 夕食の準備を手伝う
午後8時30分 入浴
午後9時20分 風呂場で意識不明に
➡救急車で搬送
午後10時27分 病院で死亡確認

〈2022年8月11日OA〉

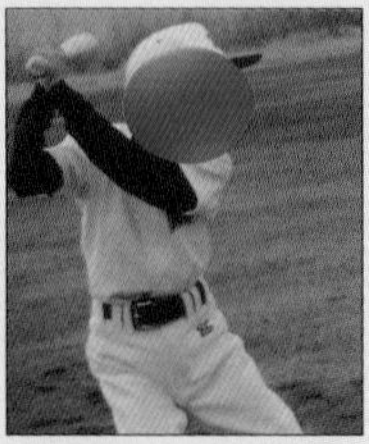

◀神奈川県の中学1年生の少年を突然襲った悲劇。2回目を接種した夜、入浴中に急死。彼がグラウンドを駆けることは、もうない。

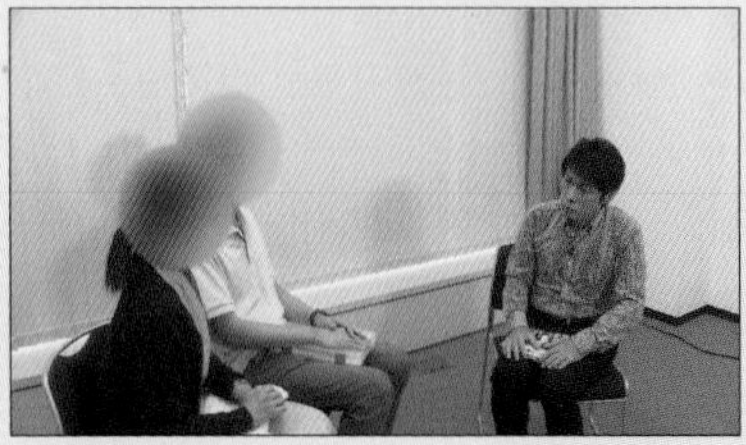

▲最後は医師に頼んで、母、父、姉が交代で泣きながら心臓マッサージをさせてもらいました。でも、戻ってこなかった。

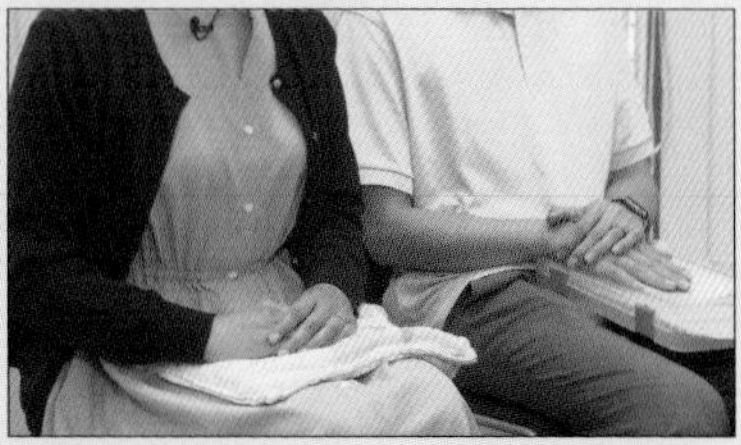

▲「なぜ、もっと調べずに打たせてしまったのか」と、母親は悔やむ日々ばかりを送っていたが、息子のように亡くなる子と悲しむ家族が一人でも減るように事実を伝えねば、とカメラの前に立ってくれた。

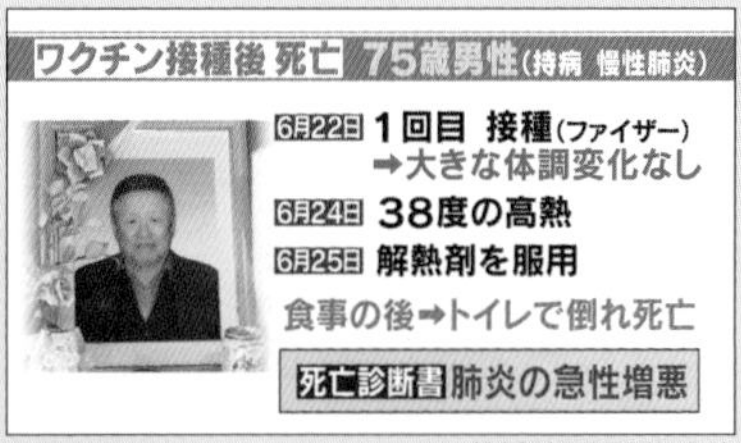
ワクチン接種後 死亡 75歳男性(持病 慢性肺炎)
6月22日 1回目 接種(ファイザー)
➡大きな体調変化なし
6月24日 38度の高熱
6月25日 解熱剤を服用
食事の後➡トイレで倒れ死亡
死亡診断書 肺炎の急性増悪

〈2021年12月23日OA〉

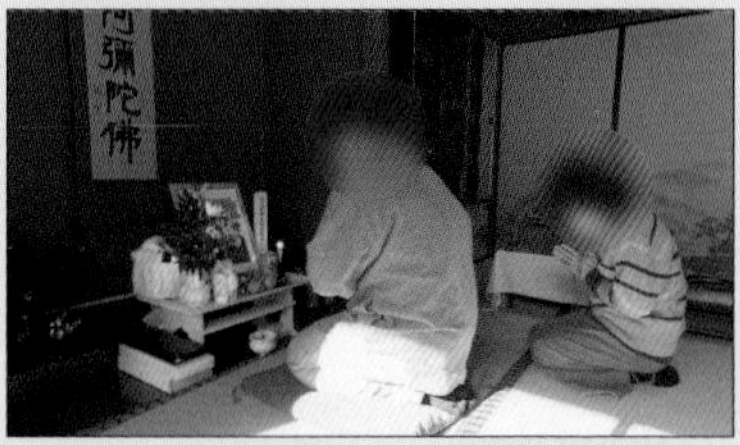

▲普通にバリバリ働いていたのに、1回目接種の3日後に急死。妻は、「ワクチンなんて打たせなければよかった」と悔いる。

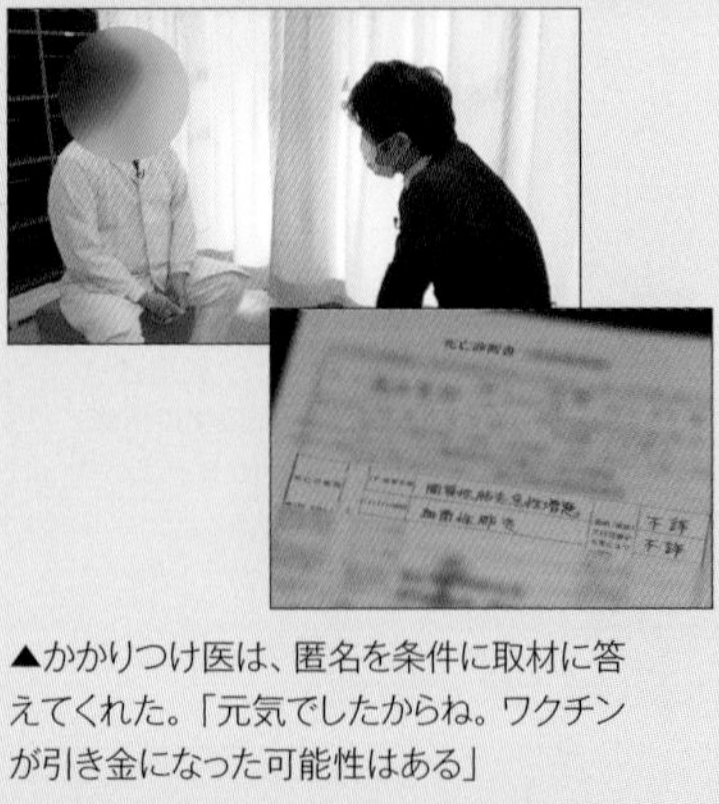

▲かかりつけ医は、匿名を条件に取材に答えてくれた。「元気でしたからね。ワクチンが引き金になった可能性はある」

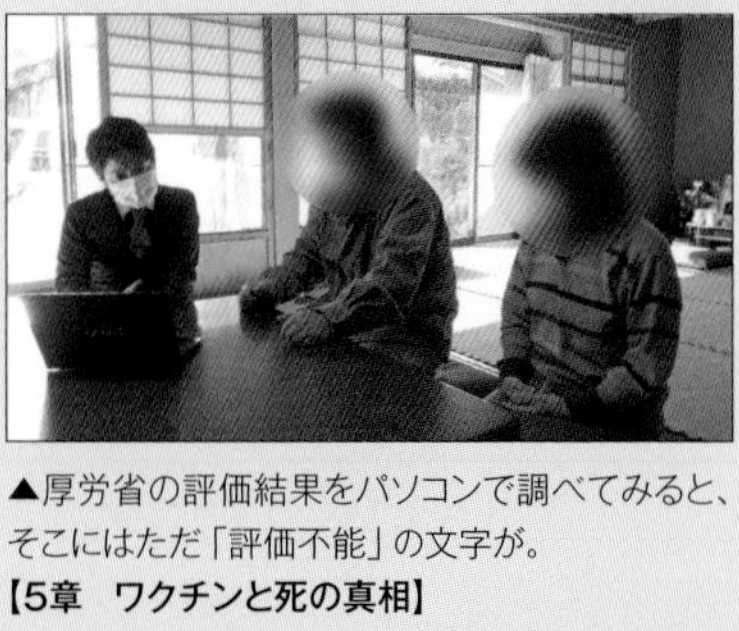

▲厚労省の評価結果をパソコンで調べてみると、そこにはただ「評価不能」の文字が。

【5章　ワクチンと死の真相】

"ワクチン後遺症"で一変した人生

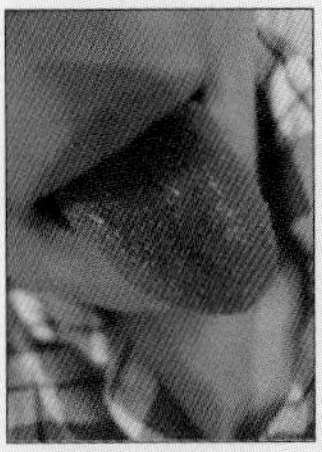

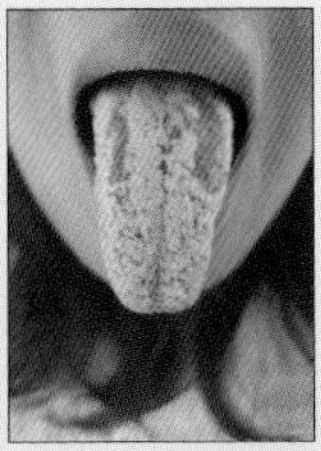

◀小学6年生の夢は奪われた。修学旅行で心置きなく楽しむために接種した1回目のワクチンで、彼女の体調は激変。舌一面が白いコケのようなものに覆われ、その後は無数の水疱が。何も食べられず、常時吐き気に襲われ、学校にも行けなくなった。

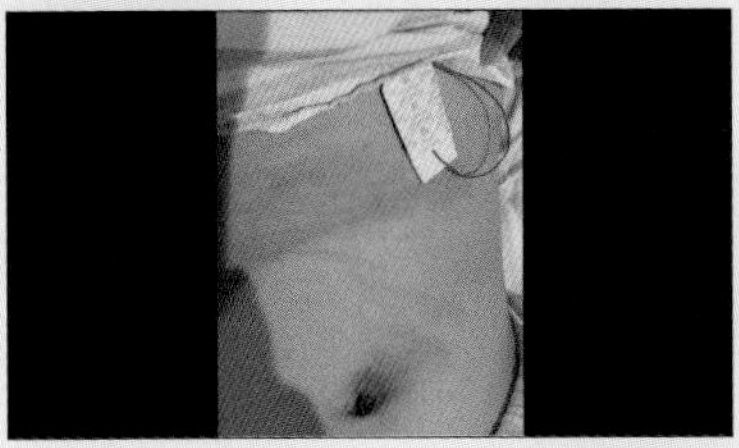

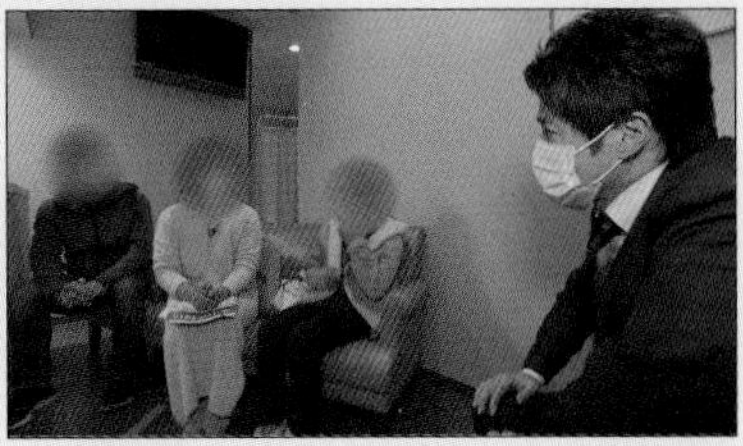

▲全身に出たじんましん。多くの医療機関で検査しても、結果は「異常なし」。その後、兵庫県のクリニックで"ワクチン後遺症"の治療を受け、徐々に体調は回復し、両親とともにインタビューに答えてくれた（右端）。しかし、修学旅行も最後の小学校生活を友だちと過ごすこともかなわなかった。

【3章　"ワクチン後遺症"で苦しむ人たちとの出会い】

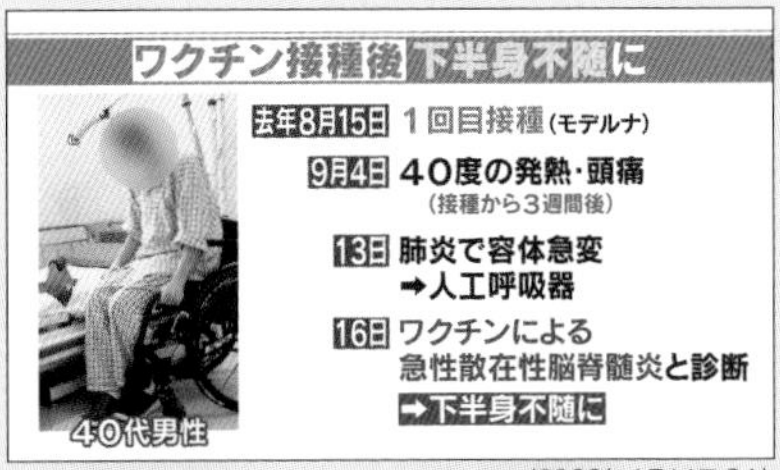

ワクチン接種後 下半身不随に
去年8月15日 1回目接種（モデルナ）
9月4日 40度の発熱・頭痛
（接種から3週間後）
13日 肺炎で容体急変
➡人工呼吸器
16日 ワクチンによる
急性散在性脳脊髄炎と診断
➡下半身不随に
40代男性

〈2022年4月14日OA〉

▶大手電機メーカー勤務のエンジニアは、1回目接種から3週間後に突然発病。意識不明が2カ月続いた後、一命こそ取りとめたものの、下半身不随に。人生は一変した。

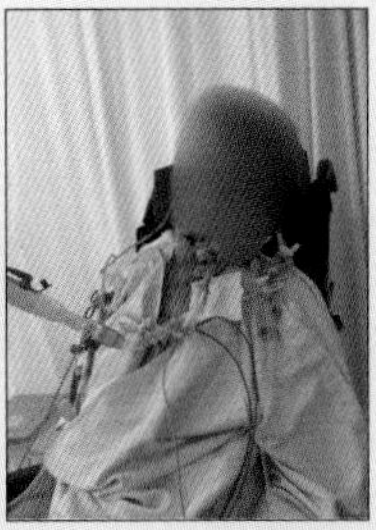

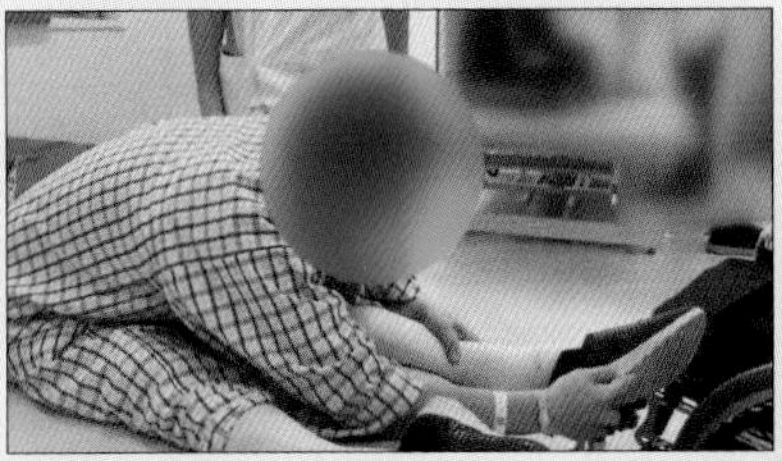

▲車いす生活となり、自宅も全面改修。莫大な医療費負担とともに生活基盤を根幹から揺るがす。「国が打てというからワクチンを打ったのに、医療費負担さえしてくれないのか?」

【4章　ワクチン接種で一変した人生】

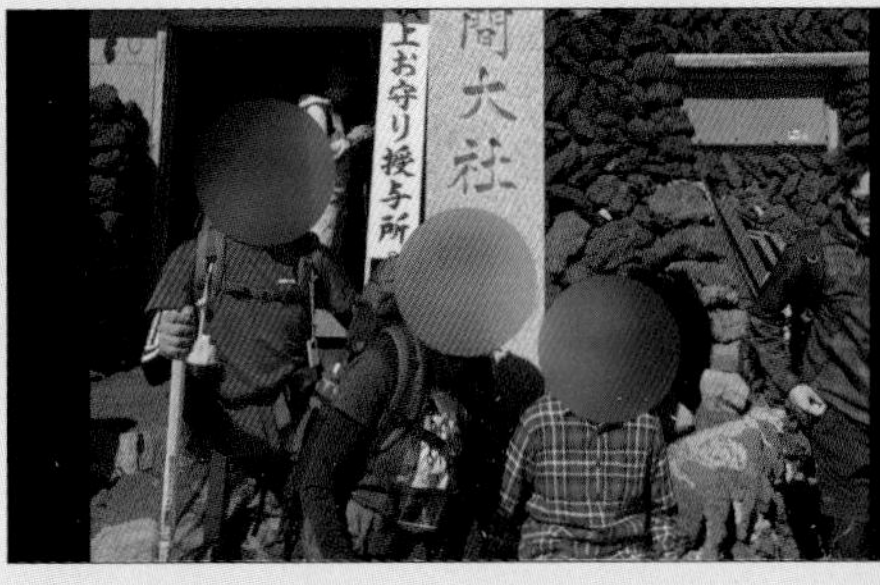

厳しい"ワクチン後遺症"、でも私たちは負けない

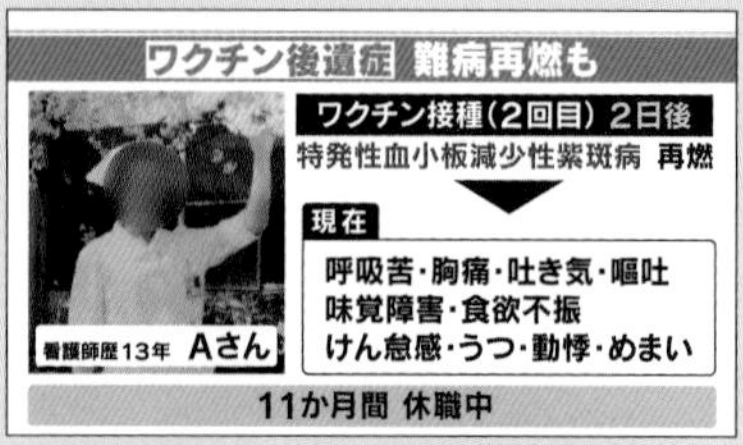
ワクチン後遺症 難病再燃も
ワクチン接種（2回目）2日後
特発性血小板減少性紫斑病 再燃
現在
呼吸苦・胸痛・吐き気・嘔吐
味覚障害・食欲不振
けん怠感・うつ・動悸・めまい
看護師歴13年 Aさん
11か月間 休職中

〈2022年3月24日OA〉

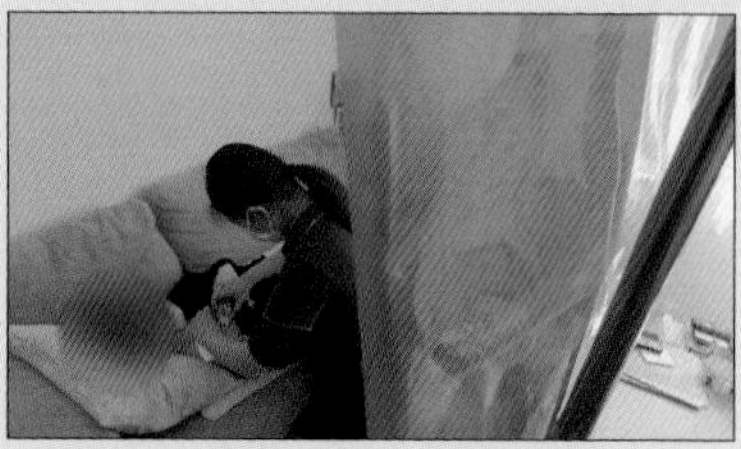

▲Aさんは看護師。寛解《かんかい》していた難病が、ワクチン接種で再発。ほぼ寝たきりとなり、「家族に迷惑をかけるだけ」と、うつ症状に悩まされるように。

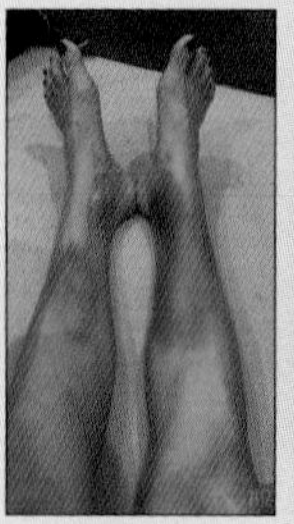

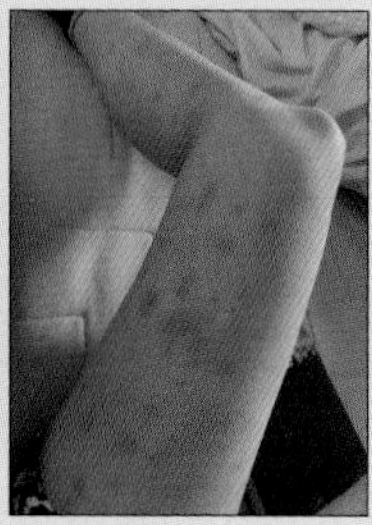

▲特発性血小板減少性紫斑《しはん》病は難病。内出血がいたるところで起きる。

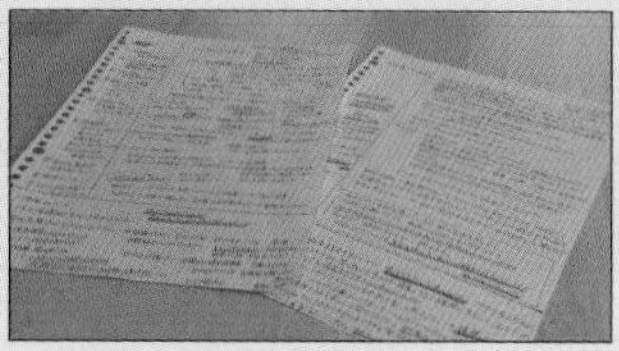

▲ノートには「真実を隠され、周りに理解してもらえないことが何よりもくやしい!!」と書かれている。が、家族の温かい支えにより、次第に回復に向かっている。家族や職場の仲間に理解されることこそが大きな救いとなる。

【4章　ワクチン接種で一変した人生】

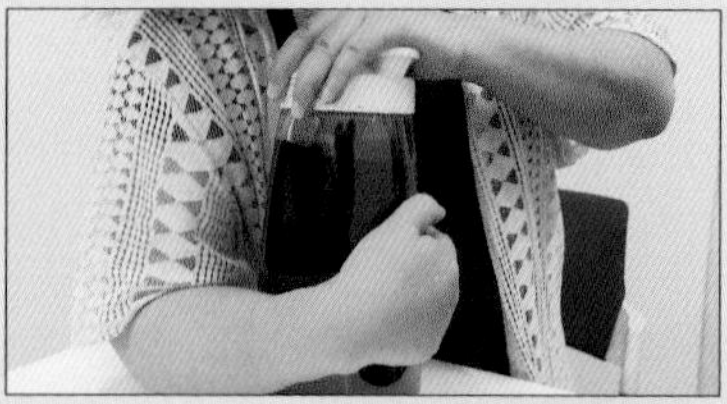

兼松徳江《かねまつとくえ》さんは、勇気をもって実名、顔出しで"ワクチン後遺症"の存在を訴えたいと名乗り出てくれた方。1回目接種の5分後からしびれ等の症状が発生、杖なしでの歩行が難しくなった。握力も低下し、麦茶などのボトルも開けられない。

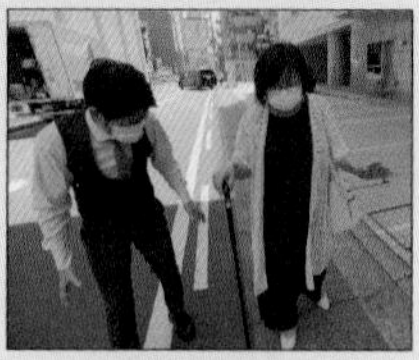

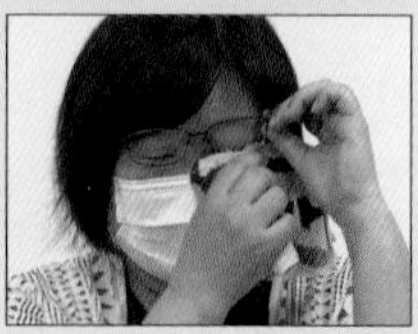

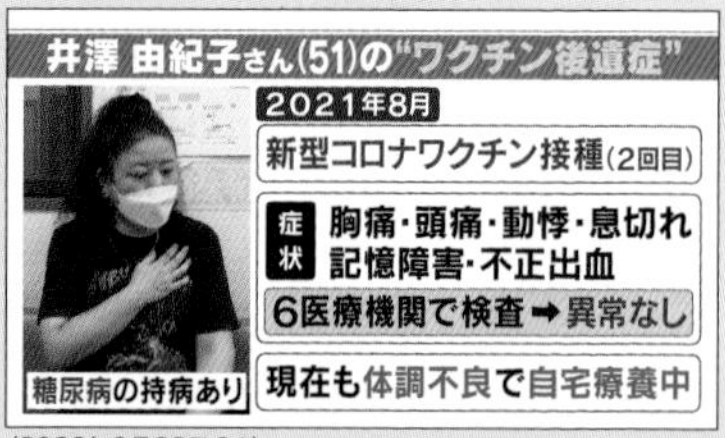

〈2022年9月22日OA〉

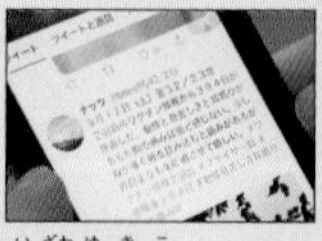

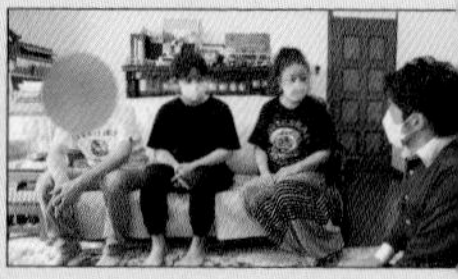

井澤由紀子《いざわゆきこ》さんも実名、顔出しでの告発者。2回目接種後に体調が激変した。今も胸痛や動悸に見舞われているが、より深刻なのは記憶障害。1時間前の記憶が保てなくなり、自分のための備忘録として行動をtwitterにアップしている。家族の理解と協力が彼女の支えだ。

◀▲【ともに7章　事実を語る勇気】

厚労省発表の「不自然なデータ」

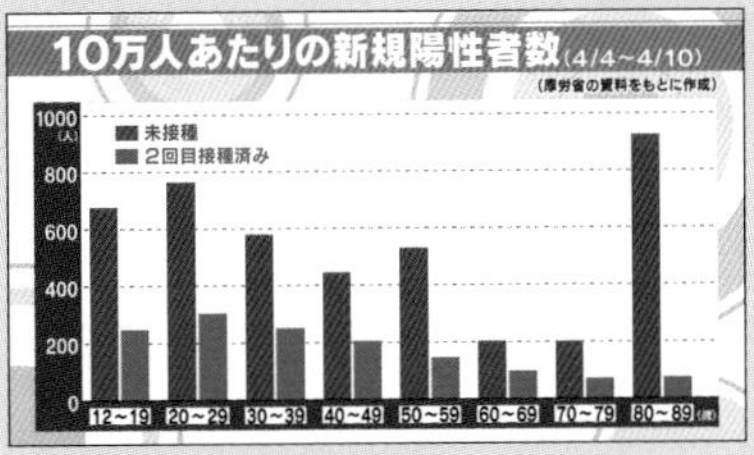

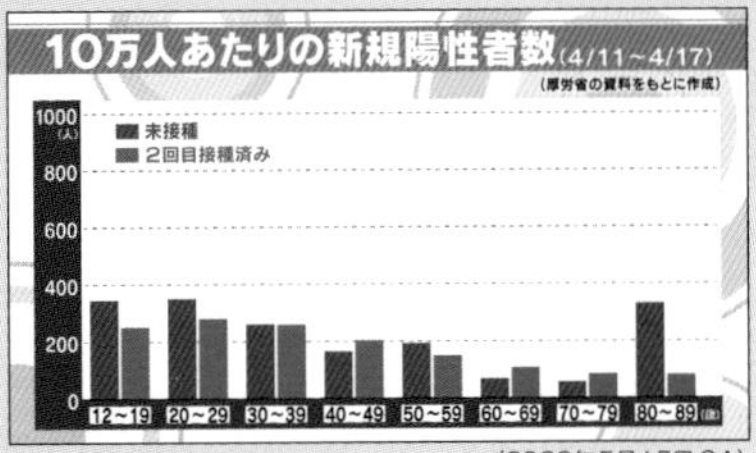

〈2022年5月15日OA〉

▲ワクチン未接種者の"水増し"とも取れるデータをグラフにすると

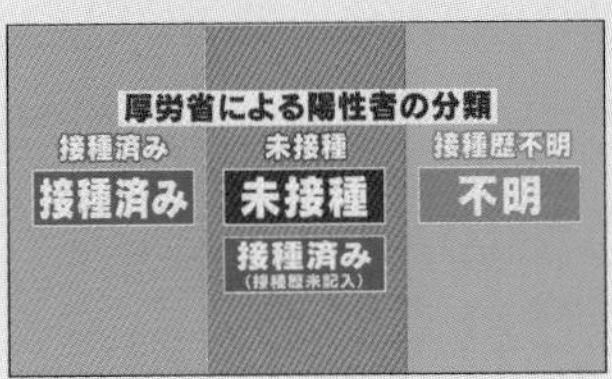

〈2022年5月15日OA〉

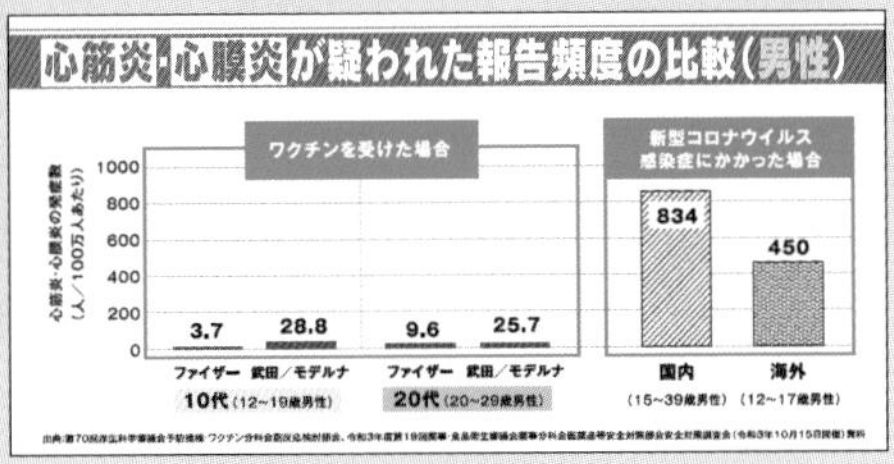

〈2021年10月15日OA〉

▲上段左は、厚労省発表のデータをグラフにしたもので、厚労省データは、接種はしたが時期を正確に思い出せない人を「無接種者」に加えていた。ワクチン接種の有効性を強調するためではないかと大学教授も指摘。一部の年代でワクチン接種者のほうが感染率が上回っていた。下段右のグラフは、ワクチン接種者の心筋炎リスクを低く見せるために作られたのではないかとも取れる。

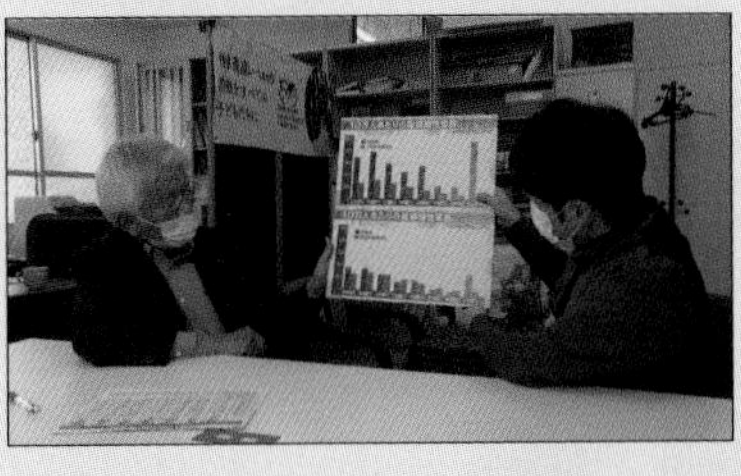

◀厚労省発表のデータの不自然さを発見・指摘したのは名古屋大学の小島勢二《こじませいじ》名誉教授。

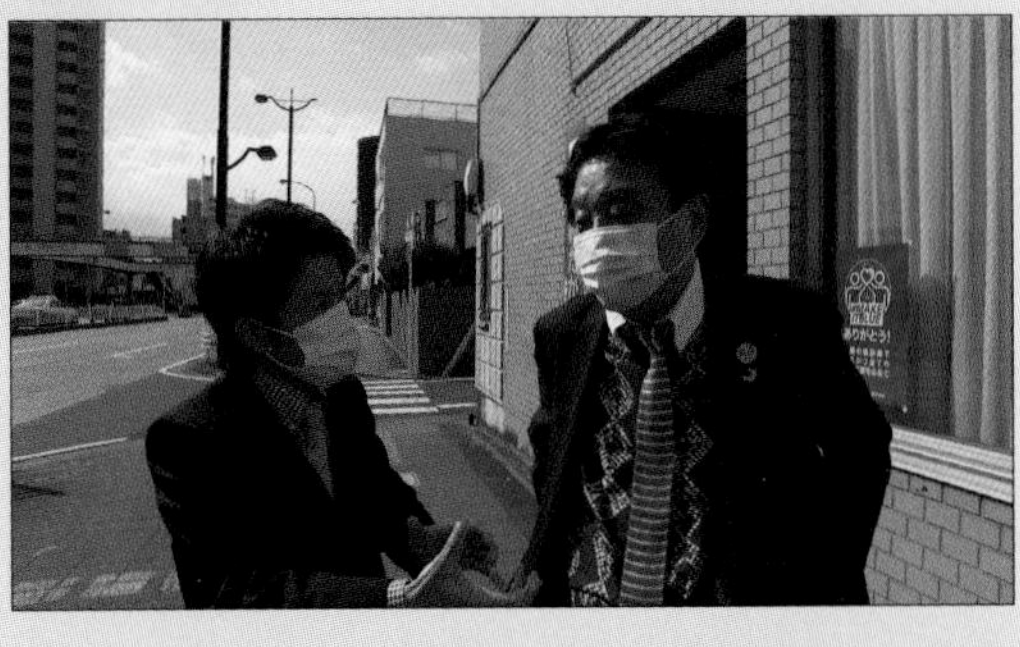

▶名古屋市と愛知県は、全国に先駆けて独自のコロナ対策や補償を推進している。行政を力強く牽引する河村《かわむら》たかし市長を直撃する大石邦彦《おおいしくにひこ》アンカーマン。

遺族会（繋《つな》ぐ会）結成が転機となるか？

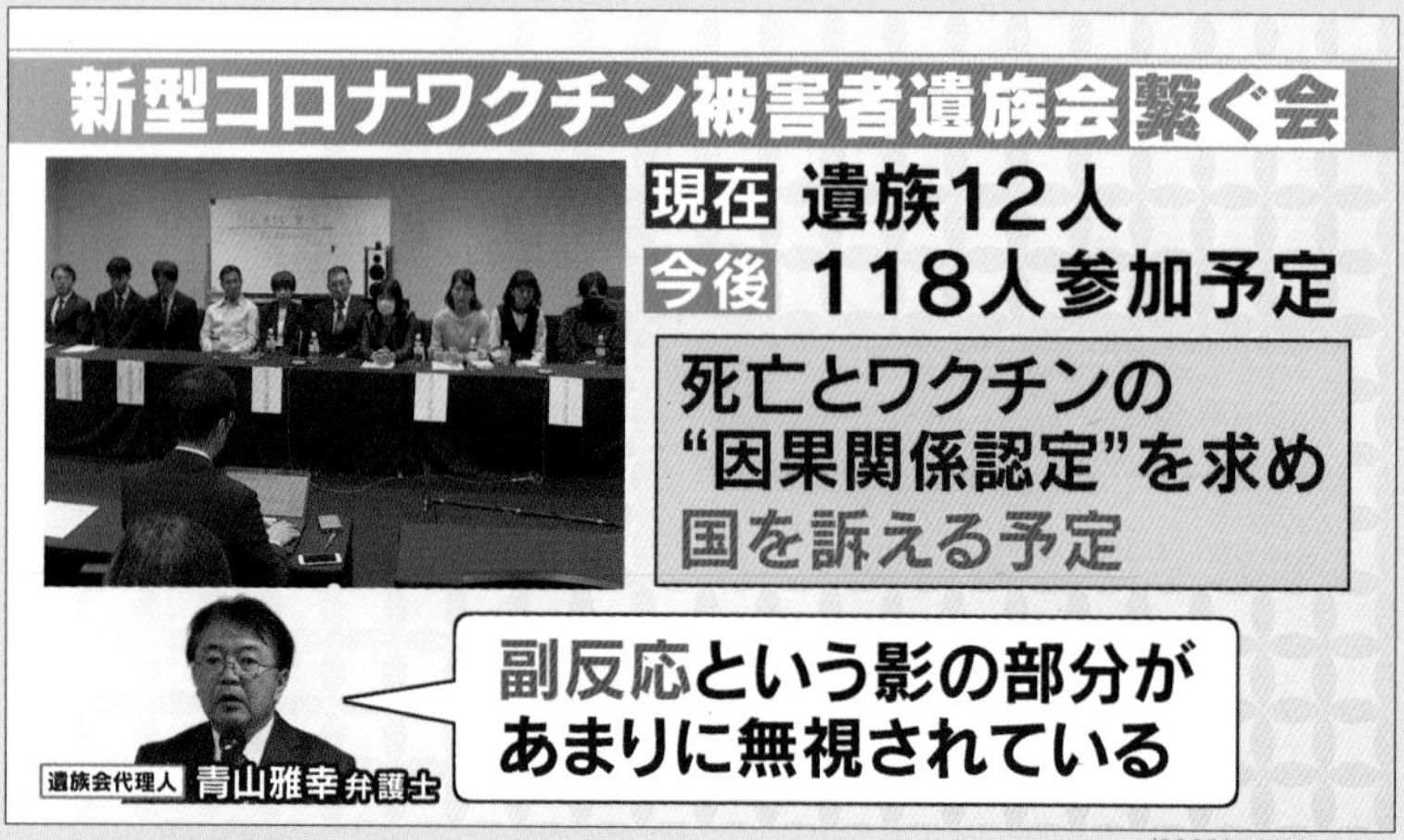
新型コロナワクチン被害者遺族会 繋ぐ会
現在 遺族12人
今後 118人参加予定
死亡とワクチンの
“因果関係認定”を求め
国を訴える予定
遺族会代理人 青山雅幸弁護士
副反応という影の部分が
あまりに無視されている

〈2022年10月21日OA〉

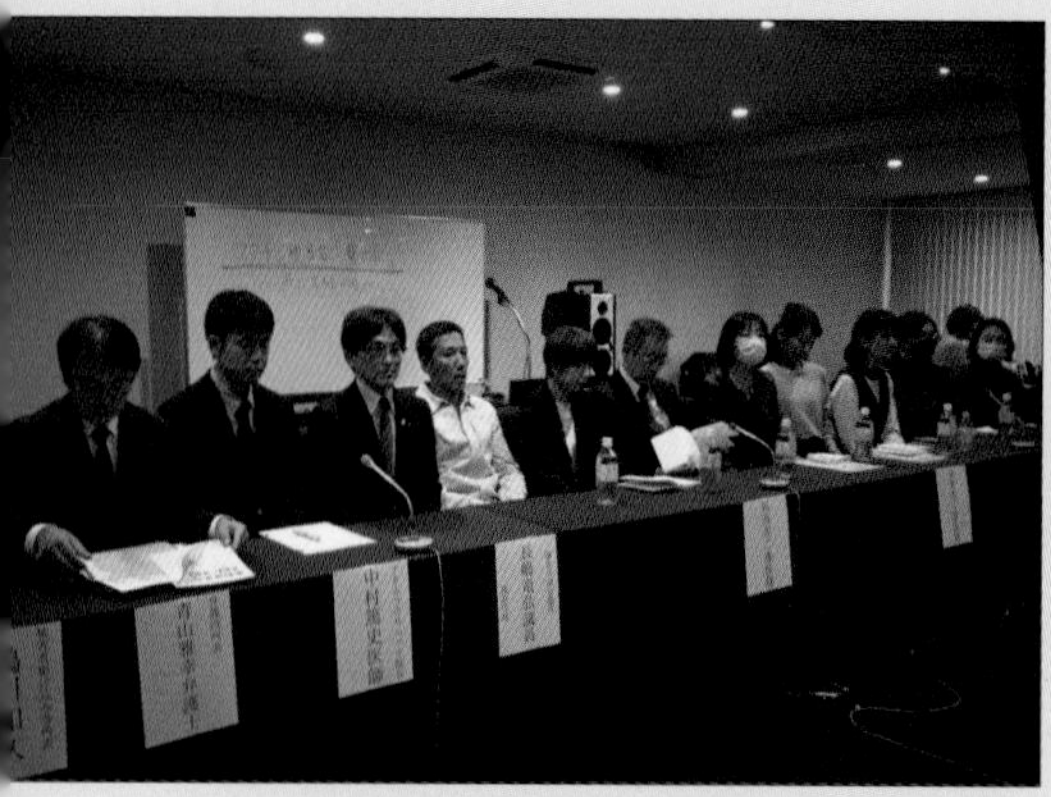

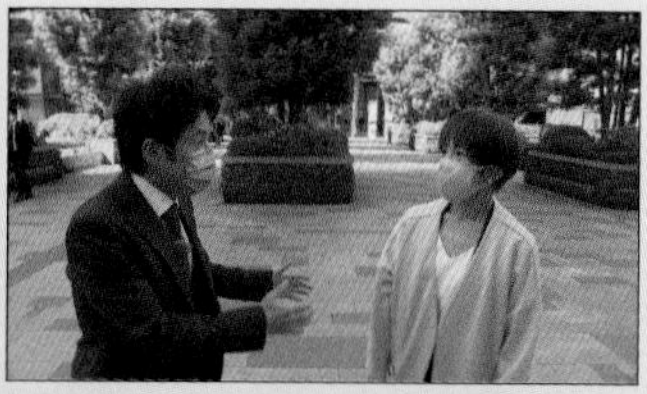

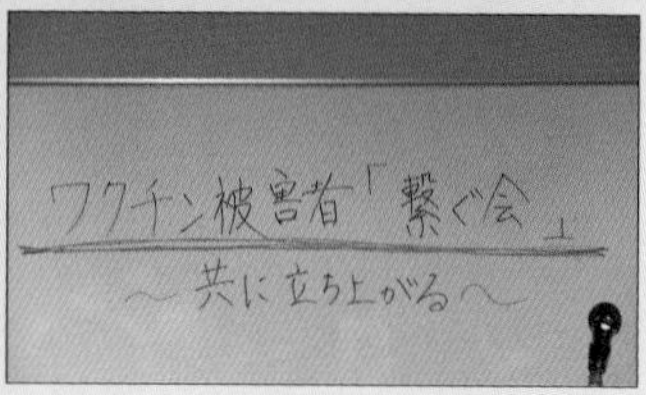

2022年10月20日、新型コロナワクチン被害者の家族による遺族会が結成され、記者会見が開かれた。当日は、須田さんも宮城から駆けつけていた。
ようやく、ワクチンの影の部分が照らされ、事実に基づいた世論が築かれていくものと期待した。われわれは歴史的場面と捉えたが、当日会場に集まったメディアは一部の限られた社のみだった。
事実が事実としてなかなか伝わらないもどかしさ。被害者をこれ以上増やしてはいけないし、苦しんでいる人は救われなければならない。この遺族会の結成が現状の打開につながることを願うばかりだ。

【7章　事実を語る勇気】

新型コロナ・3年の軌跡

当時の総理	年	月	出来事	コロナ感染状況	主要株
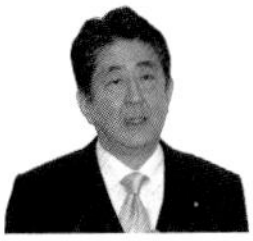 安倍晋三 元総理 〔～2020.9〕	2020	1月	新型コロナ国内初の感染確認		
		3月	小・中・高校　全国一斉臨時休校		
			センバツ高校野球　中止決定		
			東京オリンピック　延期決定		
		4月	緊急事態宣言① 東京など7都府県⇒全都道府県に拡大	第1波	従来株
		5月	夏の甲子園　中止決定		
		7月	GoTo トラベル　スタート	第2波	
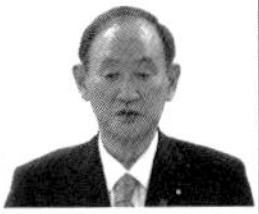 菅 義偉 前総理 〔2020.9～2021.10〕	2021	1月	緊急事態宣言② 東京など4都県⇒最大で11都府県に拡大	第3波	
		2月	ワクチン接種スタート		
		4月	緊急事態宣言③ 東京など4都府県⇒最大10都道府県に拡大	第4波	アルファ株
		6月	目標の1日100万回接種を達成。		
		7月	緊急事態宣言④ 東京(沖縄は継続)⇒最大21都道府県に拡大	第5波	デルタ株
			東京オリンピック　開幕		
		8月	東京パラリンピック　開幕		
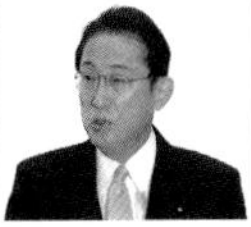 岸田文雄 総理 〔2021.10～〕		12月	ワクチン3回目スタート		
	2022	2月	1日100万回接種を指示 小児ワクチン(5歳～11歳)スタート	第6波	オミクロン株
		5月	ワクチン4回目スタート		
		7月	接種後死亡で初の一時金支給	第7波	オミクロン株 BA.5
			1日20万人超えのコロナ感染者		
		10月	ワクチン接種後に亡くなった人の 遺族会が結成		
			乳幼児ワクチン(生後6カ月～4歳)スタート		
		11月	国産初の経口治療薬「ゾコーバ」供給開始	第8波	

「大石解説！」「深掘り」配信動画サムネイル集

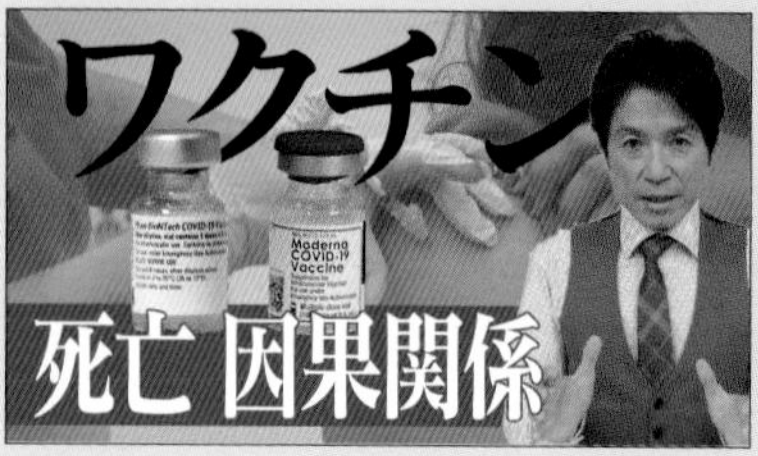

2021.9.3

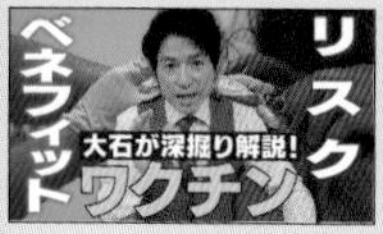
ベネフィット
リスク
大石が深掘り解説！
ワクチン
2021.9.10

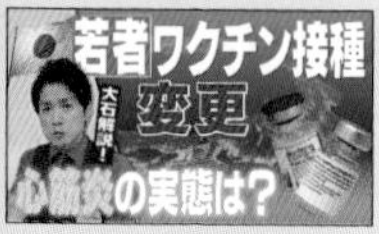
若者ワクチン接種
変更
大石解説！
心筋炎の実態は？
2021.10.15

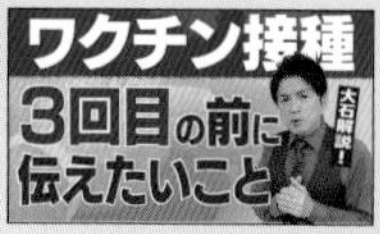
ワクチン接種
3回目の前に
伝えたいこと
大石解説！
2021.10.22

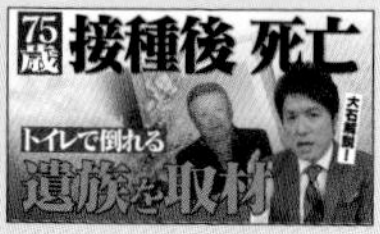
75歳
接種後 死亡
トイレで倒れる
遺族を取材
大石解説！
2021.12.24

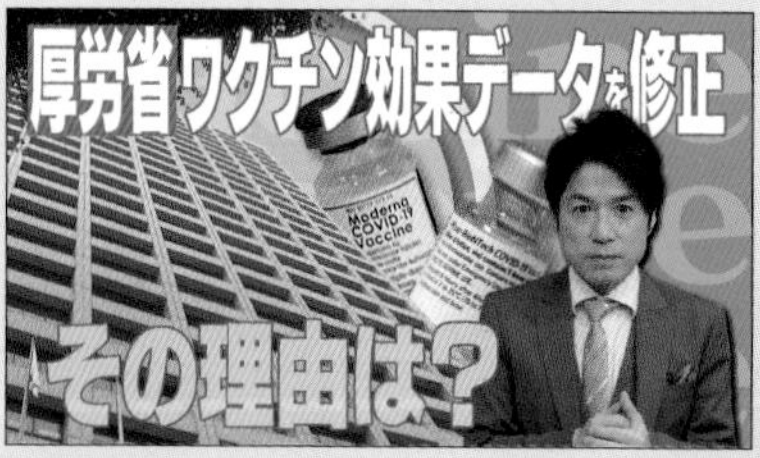
厚労省 ワクチン効果データを修正
その理由は？
2022.5.20

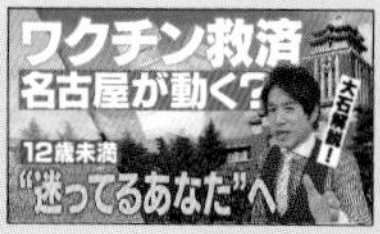
ワクチン救済
名古屋が動く？
12歳未満
"迷ってるあなた"へ
大石解説！
2022.2.4

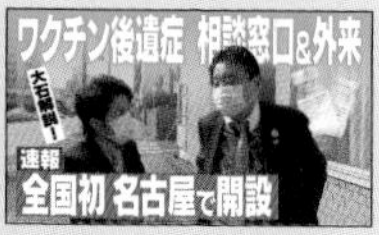
ワクチン後遺症 相談窓口&外来
大石解説！
速報
全国初 名古屋で開設
2022.3.3

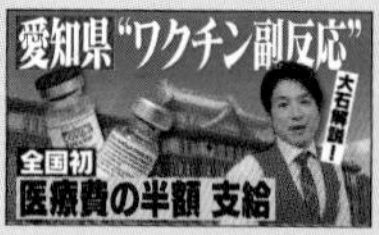
愛知県"ワクチン副反応"
大石解説！
全国初
医療費の半額 支給
2022.4.8

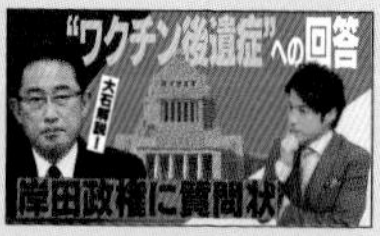
"ワクチン後遺症"への回答
大石解説！
岸田政権に質問状
2022.5.13

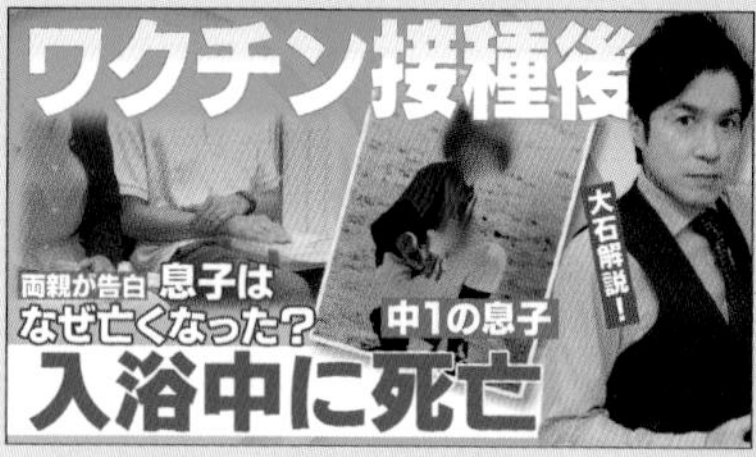
ワクチン接種後
大石解説！
両親が告白 息子は
なぜ亡くなった？
中1の息子
入浴中に死亡
2022.8.12

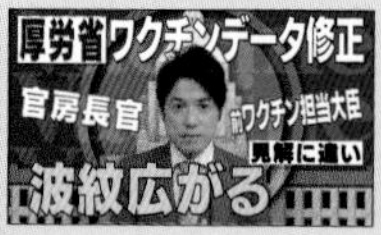
厚労省ワクチンデータ修正
官房長官
前ワクチン担当大臣
見解に違い
波紋広がる
2022.6.17

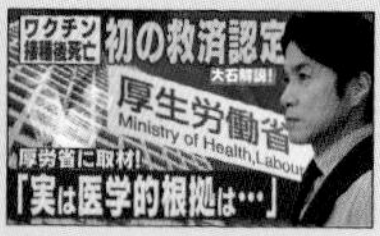
ワクチン接種後死亡
初の救済認定
大石解説！
厚生労働省
Ministry of Health,Labour
厚労省に取材！
「実は医学的根拠は…」
2022.7.29

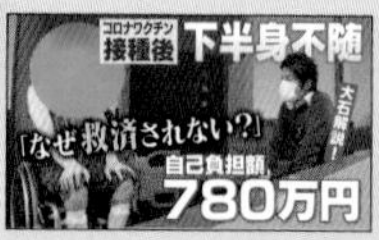
コロナワクチン接種後
下半身不随
大石解説！
「なぜ救済されない？」
自己負担額
780万円
2022.9.2

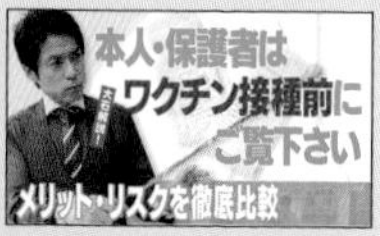
本人・保護者は
ワクチン接種前に
ご覧下さい
大石解説！
メリット・リスクを徹底比較
2022.9.16

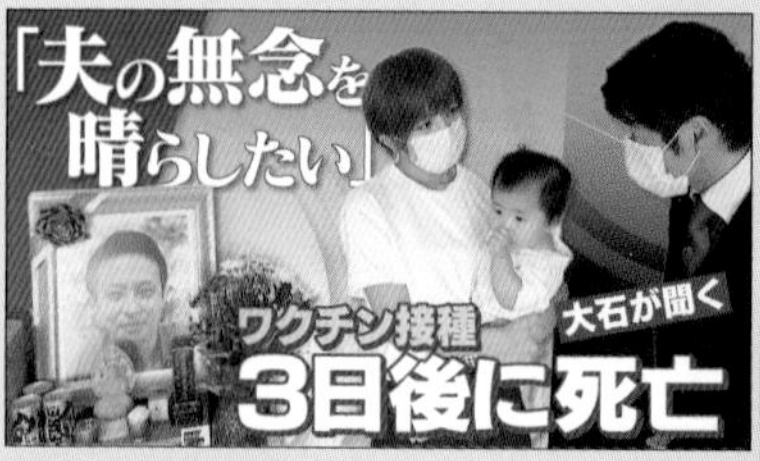

2022.11.4

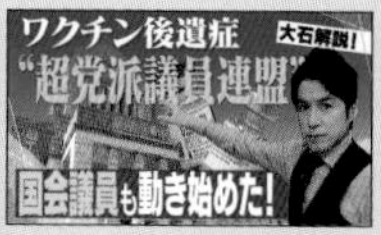
ワクチン後遺症
大石解説！
"超党派議員連盟"
国会議員も動き始めた！
2022.9.22

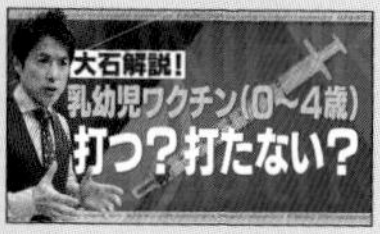

2022.10.14

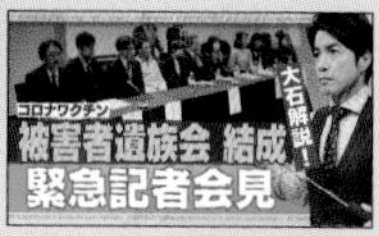
コロナワクチン
被害者遺族会 結成
緊急記者会見
大石解説！
2022.10.21

＊日にちはすべて投稿日。

新型コロナワクチンの光と影

まえがき

新型コロナワクチンには、光と影が存在します。
その光だけでなく、影にもスポットライトを当てました。
〝ワクチン推進〟でも〝反ワクチン〟でもないスタンスで、
後遺症に苦しむ患者や、
突然家族の命を奪われた遺族への取材を敢行。
これは、〝リアル〟を伝えることに挑んだ〝事実の記録〟です。

2023年1月

CBCテレビアナウンサー

大石邦彦

目次

＊おことわり
取材させていただいた方のプライバシーを守るため、口絵等の写真では、顔がわからないように一部修正させていただいている場合があります。

また、年齢に関しては、取材時のものです。

デザイン　八田さつき
DTP　山口良二

序　もう一つの闘いの始まり

ウイルスではない、もう一つの敵とは?

YouTube動画の配信後、コメント欄が逆炎上

それは、ある1本の YouTube 動画の配信から始まった。

2021年9月初旬のこと。タイトルは「ワクチン　死亡の因果関係」。

国に報告されたワクチン接種後の死亡者数は、1093件（2021年2月～8月20日時点・2023年1月20日時点では1966件）を超えているが、そのほとんどで「因果関係の評価は不能」と判定され、因果関係が認められたケースはゼロだった。その実態と理由を追及した動画だった。地上波で放送した内容を YouTube 用により深掘りし解説する、新たなチャレンジでもあった。

たしかにやや刺激的な内容ではあったが、この動画がその後の取材の方向性を大きく変えるきっかけになろうとは、その時は取材チームの誰ひとり考えていなかった。

配信後ほどなくして、スタッフから「YouTube のコメント欄が大変なことになってます」と言われて慌ててパソコンを開いた私は、驚いた。

「異論を許さない空気の中、圧力もある中頑張って下さいね」

「圧力に負けないで下さい。私達は勇気ある報道に感謝します」

「地上波で初めてワクチンの危険性について発信されたと思いますが、とても勇気ある行動に感謝します」


この報道を肯定的に捉え、感謝するコメントが全国から3600件以上も寄せられ、まさに逆炎上状態となっていたのだ。


これまで、メディアは、ワクチン接種に関してはほとんど「推奨」しかしてこなかった。コメント欄を埋め尽くしていた声の大半は、

「大手マスメディアは、国や各自治体に追随した内容しか報道しない。だから、テレビなんて全然信用していなかったのに、そのテレビ局がなぜ？　ついに方針を変えたのか？」

という驚きと賞賛に満ちた内容のものだった。

思い起こせば、2020年にコロナ禍になってからというもの、**この状況を打破できるのはワクチンしかない。**と、そんな風潮になっていた。

解説のため、スタジオに出演するコメンテーターは、いずれも感染症や救急医療のエキスパートだ。彼らのコメントは、当然ワクチンの効果への期待、接種の必要性を訴える内容が中心となる。番組全体のトーンとしても、ワクチン待望論が滲《にじ》み出ていたと思われる。

もちろん私たちの番組だけでなく、全国のほぼ全てのテレビ番組でそうだったはずだ。それだけに、コメント欄は「待ってました」となったということだろう。

世の中には、自らの意思でワクチンを接種しないと決めている人、アレルギーなどの事情があって打ちたくても打てない人、副反応について不安があるため打つのを躊躇《ちゅうちょ》している人など、さまざまな理由で接種していない人がいる。

こうした人は、接種率からみて、全体の20％ほどいると考えられている。

単純に人口に換算すると約2500万人。考えてみると、これはオーストラリア一国の人口に相当するほどの人数なのだ。

日本の2回目までのワクチン接種率は約80％と世界最高レベルとはいえ、5人に1人は打っていないことになる。

いかに多くの人がワクチン接種をしなかったのかが浮き彫りになる。

これも、国を挙《あ》げたワクチン接種のもう一つの〝事実〟である。

番組として、ワクチン接種に伴うリスクもきちんと伝えようと決意

そこで、私はあることを決意した。

ワクチン接種によるベネフィット（利益）中心に伝え、推奨するだけだった報道姿勢を改め、副反応などのリスクに関しても、事実それが存在しているのだから、時間を割《さ》いて伝えることにしたのだ。

もちろん、誰にでも検証可能な〝事実〟、出どころのハッキリしているデータのみを、逃げずに伝えようということである。

現実に副反応と闘っている人や後遺症に苦しんでいる人からすれば、遅すぎるとのお叱りを受けるかもしれないが、ワクチン報道のスタンスを自分なりに方向転換することにした。

スタジオ出演の医師がワクチンを接種することのベネフィットを言えば、番組の進行役の私が、副反応などのリスクも同時に伝え、バランスをとることを意識した。単純に、報道の一方的な偏《かたよ》りをなくそうとしただけなのだ。

そしてYouTubeでは、放送のアーカイブだけでなく、補足となる解説動画を定期的に配信し、CBCテレビを視聴できる東海地方だけでなく、全国の新たな視聴者にも届けられるようにした。

動画は毎週金曜日の夜に撮影し、その日のうちにアップすることにした。私としては、一週間の総まとめとして、その週のワクチンに関するトピックスを伝えたかっただけなのだが、全国から「金曜の夜のアップを心待ちにしています」という連絡をいただくようにもなり、今では使命感を持って取り組んでいる。

こうした一連の報道・配信がどのような化学反応を起こしたか？

冒頭で記《しる》した、その後の取材の基本スタンスを変えるほどのインパクトが生まれた。全国から寄せられた励ましや感謝のメールや手紙の中に、新たな取材依頼が多数含まれるようになったのだ。

「東京のメディアに伝えたけれど、断られた。しかし大石さん、あなたなら取材してくれるのではないか？」という主旨の内容だった。

その中には、ワクチン接種後に最愛の家族を失った人や、接種後、何カ月経過してもなかなか副反応が消えない〝ワクチン後遺症〟と懸命に闘っている人もいた。

今までは、言いたくても言えなかった。声を挙げたくても挙げられなかった人たちの声。

それは、「国を挙げて行っている国民総ワクチン接種」こそが正義だ、という目に見えない力に押しつぶされた声だった。

報道は、おそらく常にそうだと思うが、当事者への取材が基本となる。

報道する場合、当事者がいないと説得力に欠けてしまうので、まずは取材対象者、すなわち当事者を見つける作業から入るのだが、ワクチンに関しては、これがなかなか困難だった。

前述したとおり、表に出てこない、押しつぶされた声を掘り起こすことが、かなりむずかしいのだ。

なにせ、国の姿勢として「『因果関係は評価不能』と真摯《しんし》に扱ってもらえないなら、これ以上訴えても仕方ないだろう」、結局何を言おうと結果は変わらないと思って諦めてしまう人もいれば、「この死に方はおかしい」ということを、表立ってテレビカメラの前で証言するなんて、怖くてとてもできないという人もいた。

そのため、仮にワクチン接種のリスク面を取り上げようとしても、取材は難航しただろう。

しかし、あの1本の動画配信がきっかけで、閉じていた重い扉が開いたことになる。「私たちに起きた、本当のことを伝えてほしい」と願う人々からたくさんの取材依頼の連絡が入るようになり、以後のわれわれの取材を後押ししてくれたことは間違いない。

1本の動画から始まったワクチン取材、そこには、ワクチンの有効性だけではない、もう一つの顔が存在していた。

そして、その〝事実〟を伝えようとすることは、新型コロナウイルスとは別の、強力な敵との闘いの始まりを意味していた。

1章

コロナ禍の3年間を振り返る

コロナ流行の流れ――第1波からの変遷

「人は失って初めて大切なものに気づく」というが、それは本当だった。人との触れ合い、フェイス・トゥ・フェイスの会話、声援、祭り……そんな日常のなにげない全てが、失うまでわからない尊い存在だったのだ。

マスクをしているせいで、他人の顔の表情が読み取れない。

正直な話、コロナ禍以降に入社した後輩たちの顔も、半分しか知らない。

コロナは命だけでなく、人の喜怒哀楽を伝えてくれる表情すら奪い取った。

2019年の年末に、中国の武漢《ぶかん》で初めて存在が確認されたという新型コロナウイルス。あの時は、誰もその後の未来を予測できなかっただろう。

まさか日常が、常識が、しかも全世界がこれほどまでに一変するとは。

そして、われわれの報道も未知の世界へと進まざるを得なくなった。

衝撃的だった、「全国の学校への臨時休校要請」

私がスタジオでニュースを伝えている最中に、デスクが原稿を突っ込んでくることがある。緊急の速報ニュースが飛び込んできた時だ。

そのとき、これまでにも何度かあったことだが、デスクに「これってホント？」と確認することがある。一見、目を疑うようなニュースだった場合だ。

このニュースも、その一つだった。

２０２０年２月27日（木）に、当時の安倍《あべ》総理が決断した「３月２日（月）の朝から春休みまで、全小中高、特別支援学校の臨時休校要請」という新型肺炎対応。

その時、たまたまスタジオコメンテーターだった有名教育評論家にも「長く教育に携《たずさ》わっているが、私もこんな経験はない」と言わしめるほど衝撃的な内容だった。

子どもを守るため、という理由はよくわかるが、この日が木曜日で、週明けの月曜から実施要請というのは、あまりにも、あまりにも唐突だ。

学校側は、さぞ困惑していることだろうと電話取材を始めた。

案《あん》の定《じょう》、電話口からも混乱ぶりが伝わってきた。

文科省や各地の教育委員会から指示が出される以前の、総理による究極のトップダウン。この異例中の異例のお達しに、各部署とも右往左往していた。

それもそのはず、折しも季節は3月の学年末で、卒業式という最大の行事も控える時期だったからだ。

結果、卒業式は人数をギリギリまで制限し、短時間で内容も簡素化して行うことになった。この動きに呼応するかのように、学校関連のイベントは軒並み中止に追い込まれた。

その象徴が、春のセンバツ高校野球の中止だった。

私は、春夏連覇の呼び声高い中京大中京高校を何度か取材していた。エースは、髙橋宏《たかはしひろ》斗《と》投手。後にドラフト1位で中日ドラゴンズに入団した全国屈指のピッチャー。また、走攻守の三拍子揃った中山礼都《なかやまらいと》内野手（後に読売ジャイアンツ）もいて、チームの層は分厚かった。彼らの猛練習に参加させてもらい、彼らの純粋な高校野球への思いを知ったこともあり、何とか甲子園でプレーさせてあげたかった。

しかし、それは叶わなかった。今なら「開催しても良かったのでは？」とも思うが、当時は「コロナで人が亡くなっている中、〝甲子園でプレーしたい〟」はわがままに聞こえたはずだ。

彼らは涙を流しながら、決して納得できないだろうセンバツ中止という決断を飲み込み、封印した。全国の球児が同じ悔し涙を流したはずだ。

ブレーキか、アクセルか？　揺れ動く政策

今になって思い返せば、これはまだ新規陽性者数がピーク時に全国でも600人台レベルの第1波だった。

4月7日には、政府が7都府県に対して緊急事態宣言を発令し（4月16日には47都道府県に拡大）、ステイホームが基本になった。

都市から音が消えた。平日の市街から、色も夜の灯りも消えた。やはり、相手の正体がまるでわからなかった分、余計に恐怖感が先行していたのだろう。

第2波は7月に訪れた。

例年のインフルエンザは秋から冬にかけて流行り、夏は流行しない。だからコロナも大丈夫だろうとの予測もあったが、真夏に感染者は増え、第1波を超えた。しかし、国は緊急事態宣言を出さなかった。

春の行楽シーズンからゴールデンウィークにかけて全く営業できずに疲弊した観光業界を救うべく「Go Toトラベル」がスタートした。旅行代金が35％割引に加え、地元と隣県で使えるクーポン券が代金の15％分と、最大50％を支援という過去に例のない大盤振る舞いで、全国の観光地が賑わいを取り戻すのに時間はかからなかった。

一方で、この間にも陽性者数は増え続け、感染対策を優先するのか？　経済対策を優先するのか？　という議論が巻き起こった。

医師や感染症学の専門家、経済評論家たちを招いた番組でも議論してもらったが、「感染者が減れば経済活動のアクセルを踏み、増えればブレーキを踏む」それが2020年、コロナ禍1年目の見解だった。

「リモート」が日常化し、ついに東京オリンピックは延期

第3波は、2020年の11月から翌年の2月くらいまで猛威を振るった。

そんな中で生放送した新春特番のスタジオセットでの感染対策はひじょうに厳重だった。番組は「中部財界人新春サロン」という60年以上続く伝統番組で、中部の財界トップらが集い、その年の経済観測について語り合うというものだ。

出演者のほとんどは高齢者で、感染すれば重症化リスクが高まることも想定された。そこで、スタジオでは10人の大手企業トップらをそれぞれ分厚いアクリル板で囲い、ソーシャルディスタンスを確保しての放送となった。

この頃のテレビ放送では出演者の間の「アクリル板」は必須、さらに、「リモート出演」も併用し、スタジオに同時に入る出演者数を限定するようになっていた。

リモート勤務は一般の企業でも定着し、会議などもリモートで行われる機会が増えた。自宅でリモート会議に出るための「見た目はパリッと、でも素材はジャージ」というジャケットも売上を伸ばしていた。

就活生の面接もリモートで、一度も面接に出かけることなく採用が決まるケースも多

かった。

リモートは社会に浸透し、市民権を得た。就活生も人事担当者も心労が多かったことと思うが、リモート技術の一般化は、運用の仕方によってはコロナ禍の数少ないプラスの側面と言えるかもしれない。


2021年2月17日に、日本国内でのワクチン接種が開始されたが、第4波は、2021年の春に来た。その時期には、前年に延期を決めていた東京2020オリンピック・パラリンピックの開催の是非が連日論じられていた。

長年、オリンピックアスリート取材を趣味のようにしてきた私は、多くのアスリートたちから「開催できますかね?」という質問を受けた。

当時、全世界の何万人という外国人を入国させても大丈夫なのか? 観客を入れたら密になるが問題ないのかなど、開催を疑問視する声が上がっていた。

未知のウイルスへの対処法がなお確立していないことが、オリンピック開催への道のりをより険しくしていたのかもしれない。

ご存じのように、東京2020オリンピック・パラリンピックは、丸1年延期され、

2021年に第5波が猛威を振るうなかで開催された。選手や関係者は選手村の施設から試合会場に向かい、一切外には出られず缶詰にされるバブル方式。観戦に関してはほとんどを無観客ということで決着した。

「戦争による無開催」はあったものの、パンデミックを理由としたオリンピックの延期は、もちろん初めてのこと。想像したくもないが、再び同じようなパンデミックが起きれば、東京2020オリンピック・パラリンピックの際の対応が、前例として参考にされることだろう。

「ワクチンの光」しか、目に見えていなかった時期

一方で、政府を安心させたのは新型コロナワクチンの接種率向上だった。

決め手となる治療薬が存在しないこともあり、このワクチン接種が最も有効な感染症対策、「コロナ禍を終わらせるもの」と誰もが期待していた。

2020年9月に政権を引き継いだ、当時の菅《すが》総理も自らが接種する姿を公開し、安心感と安全性をアピールした。

ワクチン接種に光と影があるのなら、このときは、確実にまばゆいほどの光ばかりが照らされていた。後に明らかになる影など、どこにも存在しないかのように。


第6波は、２０２２年の1月から訪れた。

ウイルスは変異を繰り返し、この時、すでにオミクロン株に切り替わっていた。きわめて感染力が強く、しかし毒性は弱まっているという見方が多かった。

新規陽性者はこれまでにないほど加速度的に増加し、連日、「過去最多」を連発した。

今考えてみれば、ワクチン接種も順調に進んでいたのに不思議なことではある。

「今日だけで、全国で10万人を超える新規陽性者が報告されました」という情報を伝えることになるが、この頃から陽性者と濃厚接触者があまりにも多すぎることが社会問題化していった。

それは、政府が決めたコロナ対策のルールに起因していた。

陽性者は14日間、濃厚接触者も10日間は外出禁止で自宅待機を強《し》いられた。

当時の私の試算では、人口約７５０万人の愛知県だけでも、推定で50万人近い人が自宅待機を強制され、仕事ができない状態に追い込まれていたはずだ。

これによって起きたのは、社会機能の崩壊だった。

実際に、コロナ感染者の増加による人手不足で運営や経営ができず、営業自体を休止したり、業務を縮小したりする企業などが相次いだ。

オミクロン株は感染しても無症状か軽症がほとんどで、デルタ株までと比べてはるかに重症化の危険性が低いということから、感染した場合の対応のあり方を巡る議論が出始めていた。つまり、感染したり、濃厚接触したりしたケースでの自宅などでの待機日数をもっと短縮できないかという方向の議論だった。

別の側面を見ると、それだけオミクロン株の感染力は強く、感染者が増えたことを示していた。

「医療崩壊」が起きる原因の変遷

そのオミクロン株は、2022年の夏には変異した形で再び猛威を振るった。

第7波の到来である。新規陽性者の数も過去最多を連日更新し、第6波を超えるような山を築いていった。ピーク時には、1日で東京都約4万400人、大阪府約2万5700

人、北海道約8600人、宮城県約4700人、神奈川県約1万6500人、愛知県約1万8900人、岐阜県約5100人、三重県約4600人、広島県約8700人、福岡県約1万5700人。全国で26万人超と桁違いの数を記録した。

再び医療逼迫《ひっぱく》が起こり、愛知県の病床使用率は8割を超え、医療崩壊の危機に直面した。しかし、この時の医療崩壊は、これまでも何度か直面してきた医療崩壊とは性質を異にしていた。

初期の医療崩壊は、重症患者が多かったことが原因で起きていた。患者1人を救うために多くの人手が必要となるからだ。そのために看護師などの医療スタッフの人手不足が生じて起きた医療崩壊だった。

次は、コロナ患者の増加とともに救急要請が圧倒的に増えたため、本来なら救急で対応しなくてはいけない「コロナ以外の患者を受け入れられない」という形で医療崩壊が起きた。

そして、3つめは、オミクロン株による第7波の時に起きたそれだった。

強い感染力で、これまでとは桁違いに感染者が増えたことに伴い、医療従事者の間でも感染が拡大、さらに家族にも感染が広がっていったために起きたのである。

医療従事者本人が感染したり、濃厚接触者になったりして出勤できない事態が頻発したのだ。医療従事者たちは優先的にワクチン接種を受けていたにも拘《かか》わらず、感染の拡大は止まらなかった。

当時は感染で10日間、濃厚接触の場合7日間という自宅待機のルールがあったため、仮に無症状であっても自宅待機を余儀なくされた。

これもまたコロナ禍が生んだ医療崩壊の形だった。


これを機に、医療体制も含めたコロナ禍のあり方が見直されることになっていった。感染、または濃厚接触した場合の待機日数も短縮され、さらに無症状なら買い出しなどに外出してもOKということになった。この件について、専門家や医師を取材したが、国は事実上「コロナ感染は封じ込め不能」と白旗を挙げた、と捉える見方が多かった。

陽性者であっても、無症状であれば外出を許可することになった背景には、実際には感染しているけれど無症状で自覚がなく、検査をしていないから感染に気が付かない人も多いのではないかという見方もある。

拡大する市中感染を止める手立てはもうない、と言っているようなものだった。
これは、コロナに支配された生活からの解放の始まりだったのかもしれない。

「マスク外《はず》していいよ」と言われても、外せない子どもたち

その後、岸田総理は「外出して一人で歩いている時や、近距離で会話をしないのであればマスク不要」を推奨した。三重県にある鈴鹿《すずか》サーキットで久しぶりの開催となった自動車レースの最高峰、F1会場を訪れた岸田総理は、マスクをつけないパフォーマンスをしてみせた。

私は、2022年の秋、家族と一緒に名古屋《なごや》の繁華街の栄《さかえ》にあるヒサヤオオドオリパークに出かけた。

栄《さかえ》を南北に貫いた公園は、目の覚めるようなグリーンの芝生が映え、個性的な商業施設を誘致したことで、休日ともなれば家族連れが公園で楽しそうに遊んだり、寝そべってくつろいだり、本を読んだりと思い思いの休日を満喫していた。

だが、私が注目したのは皆さんの口元だった。

屋外で、しかも家族以外の誰と話すわけでもない。いつも一緒に過ごす家族といるか、もしくは一人でくつろいでいるだけ……なのに、ほぼ全員マスクをつけたままなのだ。私は、屋外では率先してマスクを外すが「パパ、マスクつけて」と息子にたしなめられる始末だ。

小学校や中学校の先生方を取材してわかったのだが、先生が「マスクを外してもいいんだよ」と促しても、子どもたちは「感染が怖い」とか、「恥ずかしい」などと言ってマスクを外したがらないそうだ。

マスクが日本の感染症対策の基本であることは紛れもない事実だ。しかし、マスクに生活と心が支配されてしまったことも確かだ。

コロナの呪縛《じゅばく》からの本当の解放は、多くの人の笑顔が見えたとき、子どもたちの白い歯と歓声の溢《あふ》れる学校生活が始まったときにこそ訪れるのかもしれない。

「有名人の相次ぐコロナ死」が、日本中を恐怖で凍り付かせた

「コロナウイルスはたいへん恐ろしい病気です。どうか、くれぐれもお気をつけください……」

これは、女優の岡江久美子《おかえくみこ》さんがコロナに感染して亡くなった時に出された、夫の大和田獏《おおわだばく》さんのコメントだ。

乳がんを患《わずら》っていた岡江さんの死は、日本国民に対して「新型コロナウイルスは、基礎疾患のある人にとってはたいへん危険。警戒が必要」という痛烈な警鐘を鳴らすものとなった（岡江さんは、２０２０年4月23日に死去。享年63）。

岡江さんが亡くなる約1カ月前、国民的人気を誇っていたお笑い芸人の志村《しむら》けんさんがこの世を去っていた（2020年3月29日に死去。享年70）。

その訃報は、まさに日本中を震撼《しんかん》させた。

知らぬ者のない有名人で、医療措置を受けていたはずなのに、それでも命を救えないとは。

さらに、死に接して実兄の知之《ともゆき》さんでさえも故人の顔を見ることができず、遺体は病院から直接火葬場に送られたことを知り、この得体の知れないウイルスの持つ残酷さには言葉を失った。そのことをカメラの前で声を詰まらせて伝える知之さんの姿は、今も忘れられない。

身近な人の死亡がまだ少なく、どこか他人事《ひとごと》と捉えられていた新型コロナの漠たる怖さは、相次ぐ有名人たちの訃報によって「ありありとした恐怖」に変わっていった。

私は、スタジオで岡江さんの痛ましいニュースを速報で伝えた。

新型コロナウイルスの怖さが次々と上書きされ、社会全体が重苦しい不安に包まれていた。

「日本の死者は42万人になる」と唱えた8割おじさん

そんな第1波の最中、さらなるコロナ不安が蔓延《まんえん》していく。

当時、北海道大学（現在は京都大学）の西浦博《にしうらひろし》教授が発表した提言がインフォデミックに拍車をかけた。

過去に経験のない未知のウイルスへの恐怖を助長させたと言ってもいい。

「感染拡大を抑えるために、人と人との接触を極力8割減らして」

この提言がもとで、西浦教授は「8割おじさん」の異名を取ることになったのだ。人との接触を8割減らす？　その意味すら理解できない人が続出した。

基本的にはステイホームでリモートワーク、スーパーなどへの買い物もお客さんが少なく空《す》いている時間を狙ってできる限り少人数で行き、飲みには行かずに家飲みする……これが、人との接触を8割減らすことだと説明されたわけだ。

その「8割おじさん」は、感染対策を取らなかった場合には、日本で最悪42万人が死亡するという試算も発表した。そして、この発表が国民に与えた衝撃も計り知れなかった。

「コロナは人を殺す病《やまい》。インフルエンザとは比較にならない致死率の感染症」であるというイメージが流布され、日本人の脳の深いところに入ったように思える。肺がダメージを受けて、最後に装着する人工心肺「エクモ（ＥＣＭＯ）」も、このコロナ禍でクローズアップされた医療器具だった。

感染法上の扱いで、新型コロナが指定感染症２類相当、結核や鳥インフルエンザと同じカテゴリーに分類されたことも、コロナという病の実態を見えにくくしたのかもしれない。

初めての緊急事態宣言が、まず７都府県に対して出されたのは２０２０年４月７日。唐突感が否めなかった全国一斉の学校の休校は、「子どもは重症化しにくい」ことがわかっていれば取られていなかったであろう感染対策だった。高校生までの子どものいる全ての家庭が、甚大な影響を受けたはずだ。学校や保育所に行けない子どもの面倒を見るために、仕事の機会を失った人も相当数にのぼった。その年の夏には再び感染が拡大するが、政府は今度は緊急事態宣言の発令を見送った。やはり、当時の菅首相は経済対策を優先させ、肝《きも》いりだった「Ｇｏ Ｔｏキャンペーン」による消費喚起策を実施したかったのだろう。実際にかなりお得感のあるこの経済対策は当たり、多くの人が旅行に行き、各地でお金を落としてきた。

「ステイホーム」と頭ごなしに言われ、巣ごもりを強《し》いられていた日本人は、かなりストレスを溜めていて、外出したい欲求も高まっていたはずだ。

しかも、旅行費用は国が補助してくれるというのだから、こんなオイシイ話はない。

政府の狙い通り、緊急事態宣言のために打撃を受け、青息吐息《あおいきといき》だった観光業界や飲食業界は潤い、一時的に業績は回復した。

しかし、この旅行による人流が年末年始の第3波を形成したのだと指摘する専門家もいた。

このあたりから感染者が急増し、重症者が徐々に増え、死者が増加し始めた。そして、第4波のアルファ株、第5波のデルタ株と続いていくわけだが、この頃にはコロナ慣れという言葉も生まれるくらい、新型コロナウイルスの正体がわかり始め、「むしろそこまで怖がる必要があるのか?」というムードさえ生まれてきた。

当時の報道の世界では、コロナ関連ニュースは毎日トップニュースとほぼ決まっていたが、「マスコミは恐怖を煽りすぎだ」との批判が出始めた時期でもあった。ちょうどこの頃から、新型コロナウイルスに対する視聴者の温度感と、われわれ報道の世界の温度感に、距離というかギャップが生じ始めていたのかもしれない。

そして、迎えた第6波はとてつもないスピードで新規陽性者を増やした。その要因は新たな変異株のオミクロン株。大きな特徴は、その感染力の強さ。わずか3週間程度で新規陽性者数は過去最多を上回った。それは、イギリスやアメリカなど海外の感染スピードと同じような速さで日本中を席巻した。

かつてない感染力の強さは、社会機能を次々と破壊していく。

全国で1日の新規陽性者が10万人超えという日も頻発した。陽性者が多ければ、当然、濃厚接触者も増える。

ウイルスでなく「自宅待機」のために社会基盤が崩壊

当時のルールでは、陽性者と濃厚接触者は外出できず、自宅などでの療養が求められていた。しかし、オミクロン株は感染しても、実際には軽症か無症状がほとんどだったため、どれだけ元気でも働くことができないというジレンマが世の中にはあった。ましてや濃厚接触者なら、その不満感はなおさらだ。

陽性者1人につき、濃厚接触者は約5人存在するという試算もあったが、そう考えると、毎日、数十万人が出勤できなくなっていたものと推測される。

これでどんな事態が起きたのか？　そう、高齢者施設、保育施設、鉄道会社までもが、自宅待機者の急増によるスタッフ不足によって通常業務を行うことが困難になってしまったのだ。

オミクロン株が、社会の生活基盤を破壊しつつあった。

そして、さらに恐れていたことが起き始めた。

病院でもクラスターが発生し、多くの医療スタッフが出勤停止に追い込まれた結果、コロナ以外の患者が必要とする通常の医療行為が受けられないところも出始めた。

たとえば、愛知県のがんセンターでは、実際に緊急の場合を除いた入院の受け入れを制限するなどの措置がとられた。

第5波までで懸念されていた医療崩壊は入院患者が爆発的に増えて病床数が足りなくなって発生していたのだが、この第6波では、医療スタッフの側に感染が広がったことによる、内部からの医療崩壊、医療の側の崩壊だったのだ。


こうしたなか、もう一つ、それまでとは異なる現象が起き始めた。

死者数の増加である。とくに大阪では、1日の死者が40人を超えるなど、社会問題化していた。ただ、ここでひとつ疑問が生じる。

オミクロン株は重症化しないというのが特徴だったはずだ。なのに死者数が多いというのはなぜか？

その理由を医療機関や行政に尋ねてみると、返ってきた答えは驚くべきものだった。

「直接の死因は、もうコロナではない」と医師たちが語る衝撃

コロナで死亡した人を何人も診《み》てきた名古屋市内の救急医のエキスパートたちが口を揃えて言うことがあった。

「コロナで肺がダメージを負って死亡する時ほど辛そうな死に方はない」

ある医師に、具体的にはどういうことなのか尋ねると、死ぬ時は水に溺れるような感覚だというのだ。

たしかに、コロナで肺炎を起こして重症化した時は、肺の先端にあるぶどうの房のような形をした肺胞《はいほう》に本当に水が溜まってしまう。水に溺れる感覚というのは確かなようで、本当に溺れたような状態になっているという。

別の医師は、その苦しさをこう表現した。

「力士が胸の上で正座しているような息苦しさかな」

そんな経験をした人は誰もいないだろうが、いかにも胸がつまるようなたとえだ。

コロナ報道で知り合った医師はたくさんいる。感染症学の教授、呼吸器系の専門医、救急、小児科医……皆さん、一人でも多くの患者を救いたいと心から願って働いておられる素晴らしい医師ばかりだ。

その医師たちから、コロナに感染して死亡した人について聞いたことが、前節の最後で触れていた「驚くべき答え」だ。

それは、「コロナ死」の定義に関する衝撃的な内容だった。

「第6波では、コロナが直接的な原因で死亡した人は非常に少ない」というものだった。言い換えれば「第6波で亡くなった人の死因はコロナではなく、コロナが間接的な原因となって死亡した人が多い」ということになる。

どういう意味なのか？　私は、行政や医師らに、さらに取材することにした。

まずは、「コロナ死」の定義から確認しておきたい。

コロナで死亡した人とは、主に次の2つに分類される。

①コロナ肺炎で死亡した人

②他の要因で死亡したが、検査したら陽性だった人

①は、わかりやすく言えば志村けんさんのケースだ。

コロナに感染して肺がダメージを受け、人工呼吸器やエクモ（ＥＣＭＯ）を装着したが、願いかなわず死亡した人がこれに当たる。

前述したとおり、死亡する時は、溺死か圧迫死のような息苦しさを覚えるらしい。ヘビースモーカーや肥満の人は、特に重症化しやすいと医師らは指摘していた。

このケースは、ウイルスが強毒だった第5波までに多かったそうである。

問題は②である。この定義にはあまりにも多くの死亡例が含まれてしまうからだ。

たとえば、こんな極端な例も含まれていた。

交通事故で死亡したが、死亡後にＰＣＲ検査をしたらコロナ陽性と判定された人だ。こ

の人は交通事故を起こしてから24時間以内に亡くなっているので、交通事故死者としても数えられるが、コロナ死にも含まれるというのだ。

直接的な死因は交通事故なのに、検査した結果、たまたま陽性だった場合でもコロナ死にカウントされてしまうのだ。

他にも、川で溺れて亡くなった人がいたが、死亡後に検査をしたところ、コロナの陽性反応が出た。この人も、直接的な死因は溺死だが、陽性だったためコロナ死者の1人としても数えられている。1人は交通事故死、もう1人は溺死。それでも、厚労省はコロナで死亡したと公表していたわけだ。

これらの例は実際にあった事例だが、この分類の仕方には違和感を覚える人も多いだろう。

これは国が取り決めたコロナ死の定義で、可能な範囲で速やかに死亡者数を把握する観点から、陽性者は全てコロナで死亡したとしてカウントしているという。

愛知県では第７波期間中の「コロナによる死亡者ゼロ」の驚き

あれは第７波に入った２０２２年８月、愛知県内でも連日新規陽性者が１万５０００人を超え、医療逼迫が叫ばれている最中のことだった。

愛知県の大村《おおむら》秀章《ひであき》知事がある事実を公表しつつ、政府に対して「コロナ死亡の定義を見直すべきでは」という提案をしたのだ。

私はその信じられない内容に驚いた。

愛知県によれば、第７波の期間中（6月21日～8月25日）、コロナに感染して死亡した人は４００人以上いたが、コロナ肺炎で死亡した人は０人だというのだ。

亡くなった人は、全て他の要因で死亡したのであって、コロナに感染した結果肺炎となり、肺がダメージを受けて死亡したのではないという結果だったというのだ。

なので、コロナ死の定義を「コロナ肺炎死」に絞り、他の要因で死亡したケースは省いてほしいという要望を国に提出したのだ。

コロナ死の定義がもはや実態を表していないのではないか？　というわけである。

直接的な死因は、心筋梗塞、癌など多岐にわたっていた。

死亡した人の特徴は、大きく2つあった。

第1の特徴は、高齢者が圧倒的多数を占めている点だ。しかも、80代や90代がほとんどで、100歳代の方も何人かいた。

第2の特徴は、何らかの基礎疾患のある人が多かった点だ。

つまり愛知県内では、第7波で死亡した人のほとんどが高齢者で、基礎疾患のある人だったということになる。


では、直接的な死因ではないにせよ、コロナに感染して死亡した人に、コロナの影響が全くなかったのかというと、もちろんそうではないという。

救急外来のエキスパートで、コロナとずっと最前線で闘ってきた、名古屋大学医学部附属病院・救急科医局長（当時）の山本尚範《やまもとたかのり》医師はこう語っていた。

「コロナはいわば〝全身病〟だから、たとえば基礎疾患のある患者がコロナに感染したことで、発熱して体力を奪われ、基礎疾患が悪化して亡くなるケースも少なくない」

コロナは間接的に死亡に影響を与えているというのだ。

では、老衰についてはどうなのか？　これも、「そもそも残された時間が短い人が、コロナに感染し高熱が出て、体力を奪われ、死期が早まってしまった」と考えられるらしい。

ここで、「間接的とはいえ、多くの死者を出すコロナは、やはり怖い病気だ」と考える人と「基礎疾患のある人や高齢者は、風邪をひくだけで死亡リスクが増すわけだから、コロナはもう普通の風邪と大差ない」と考える人が出てきて、見解が2つに分かれる。

第5波までは、武漢型、デルタ株など強毒の新型コロナウイルスが猛威を振るい、肺にダメージを与えて命を奪ってきたが、変異を重ね弱毒化したオミクロン株の流行にともなって人の亡くなり方も変わってきた。

コロナ死亡をどう定義するのか？

これは、われわれが報道する「死者数○人」にも直接影響を与える。

「今日、コロナに感染して死亡した人は愛知県で20人」と「0人」とでは、人に与えるインパクトが全く異なるし、全く違うメッセージになってしまうからだ。

愛知県は、重症化しにくいと言われているオミクロン株でも「まだまだ怖い」と強すぎ

その死亡は、もう「コロナ死」ではない？

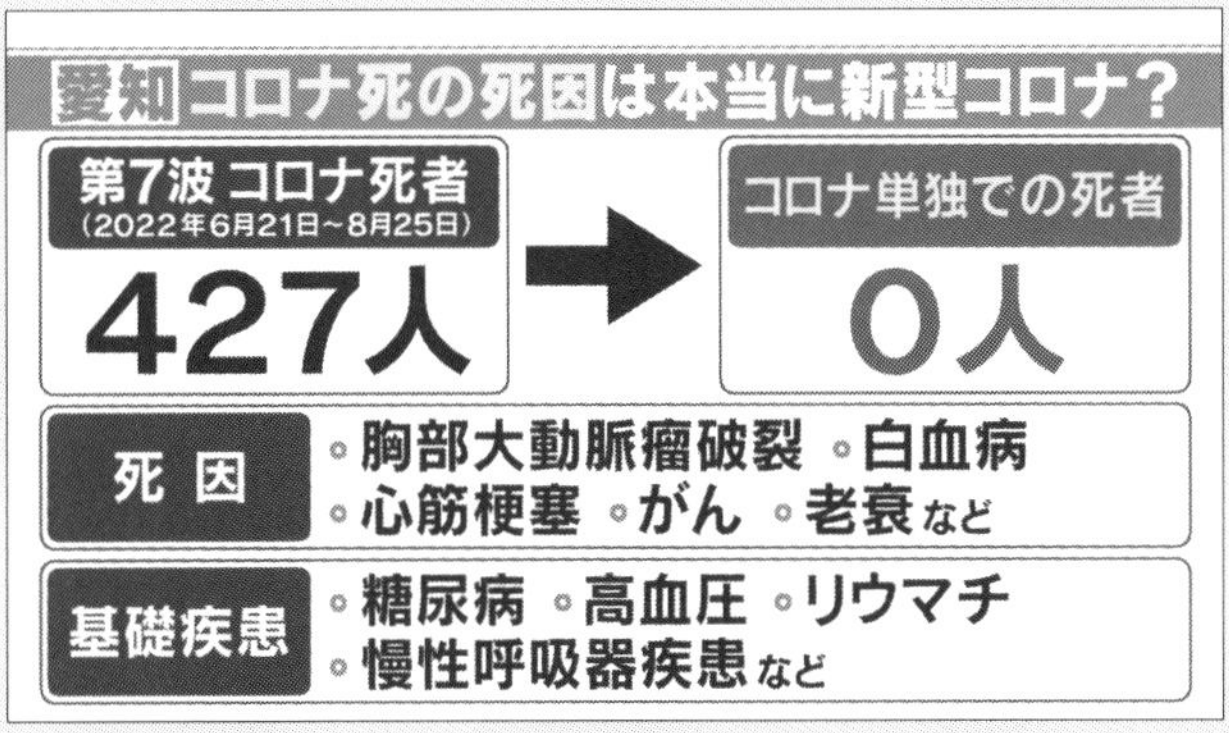

愛知 コロナ死の死因は本当に新型コロナ？
第7波 コロナ死者
(2022年6月21日~8月25日)
427人
コロナ単独での死者
0人
死因
◦胸部大動脈瘤破裂 ◦白血病
◦心筋梗塞 ◦がん ◦老衰 など
基礎疾患
◦糖尿病 ◦高血圧 ◦リウマチ
◦慢性呼吸器疾患 など

【2022年8月26日配信】

愛知県の大村秀章《おおむらひであき》知事は、2022年8月に「第7波の期間中、いわゆる〝コロナ肺炎〟での死亡者は0人」という内容の記者会見を行った。基礎疾患のある人や高齢者にとって、オミクロン株への感染は間接的な影響は与えるものの、強すぎる警戒感を持ち続けることで、医療現場が逼迫することを恐れたことによる提言だった。

る警戒感を持たれると、陽性判定を受けただけで医療機関に殺到し、再び現場が逼迫してしまうことを恐れていたのだ。

正しい伝え方とは？　正しいメッセージとは何なのか？

コロナ死亡の定義をめぐり、コロナと報道側の向き合い方も確実にターニングポイントを迎えつつあった。

コロナ禍の英雄たちに感謝を
——奮闘する医師・医療従事者たち

2020年、日本、いや世界がコロナ禍に突入した一年目ほど、この職業がリスペクトされたことはなかったかもしれない。

いつでも防護服を身に纏《まと》い、ゴーグルにN95マスクをつけ、未知のウイルスと闘う医師や看護師たち。

「どれだけ家族を犠牲にしたことか」と、そう振り返る医療従事者は多い。

2020年、医療機関に対してわれわれが出向いて取材することは、なかなか許されなかった。それだけ新型コロナウイルスに対しての警戒が厳重だったからだ。

コロナ患者の受け入れ先となった指定病院は、グリーンゾーン、イエローゾーン、レッドゾーンに分けられ、厳重に管理されていて、医療従事者であっても限られた人しかゾーンの中には出入りできなかった。

感染対策は、①ウイルスを持ち込まない　②ウイルスを持ち出さない　③ウイルスを拡げない。この3つが大原則だ。

当然、取材陣が入ればこの大原則が崩れることになり、病院内外の感染拡大につながる恐れがあったからだ。

しかし、日々ニュースを伝える中で、コロナの入院患者はどのような環境にいるのか？実際にどんな治療を受けているのか？

どうしても現場を見てみたい、入院患者が身近にいる人のためにも実態を伝えたいと思い、東海地方にある医療機関に取材依頼をした。

そこは中等症程度のコロナの患者を受け入れている病院で、取材したその日はほぼ満床だった。

グリーンゾーンから、イエローゾーンのナースセンターに入ると、そこに広がっていたのは全面に透明なビニールシートが張られた異様な光景だった。

透明といっても、ガラスやアクリル板ではなく、ビニールシートゆえ少し歪んで見えたせいだろうか、その先の世界は目の前にあるはずなのに、すごく遠く感じたことを記憶している。

たった1枚のビニールシートで隔てられているだけなのに、ここと向こうとでは大きな差があるのだ、と感じた。

だからこそ「われわれも、あの向こうの世界を撮影して視聴者に今、何が起きているのか、その真実を届けたい」、そう思っていた。私も覚悟はできていたし、中に入る準備もしていたのだが、直前になって撮影にNGが出てしまった。

NGを出したのは、現場を預かる医師や看護師らだった。

その理由はシンプルで、説得力のあるものだった。

「明日をも知らない重症患者ですら、家族との面会を断っているんです」

「そんな家族にどう説明するんですか?」

たしかにその通りだった。

そこで、私たちはナースセンターに送られてくる隔離病床のようすを、モニターで見せてもらうことにした。白衣を着た医師と看護師が病室に入ると、室内に設置されているカメラがそれを捉えた。

気管挿管をされて苦しそうに横たわっていた患者、もちろんプライバシーを守るためにモザイク加工で放送した。伝えられる情報も限られた。

コロナ対応をしている医療従事者の子どもがいじめに遭《あ》う社会

コロナ禍に入り、報道現場で特に注意が必要になったのが匿名性《とくめい》だった。取材を受ける患者は、感染したことが世間に明らかになってしまうことを強く恐れていた。

コロナ感染は悪であり、隠すべきものである。

この傾向は、特に初期には強く、コロナ患者対応をしている医療従事者ですら、「私はコロナ患者を診《み》ている」と言えない状況だった。

それが原因で、その子どもがいじめに遭うからだと聞いた。

「堂々と胸を張れる英雄」のはずなのに、隠さなくてはいけないとは……しかし、これがこの日本のわずか2年前の現実なのだ。

私が取材した別の医療機関では、医療従事者のために、ある福利厚生制度を充実させていた。

それは、市内にあるビジネスホテルと契約し、夜勤明けのスタッフが、ホテルでゆっくりシャワーを浴び、仮眠できるように整えたのだ。

疲れた体を癒《い》やし、少しでも休んでリフレッシュしてから帰宅し、家族と接してほしいという配慮なのだという。

スタッフからも好評で相互の信頼関係が深まっただけでなく、さらに別の効果もあった。それはホテル側からの感謝だった。

コロナ禍で、特に緊急事態宣言が出されていた頃、ホテルなど宿泊業界は瀕死の状態だった。もちろんお客は激減し、ある宿泊施設のフロントの人は、「一番ひどい時は、お客さんの顔と名前が全て一致してましたからね」と語ってくれた。

そんな厳しい経営状態にあるホテルとすれば、何室かの契約を継続的に結んでもらったわけだから、助からないはずがなかった。

まさに三方よしの妙案に違いなかった。


コロナ禍も2年目の2021年になると、よりリアルに重症患者の状態を伝えられるようになった。

デルタ株によって感染が拡大した第5波のピークを越えた夏の終わり頃から、厳しい制限が残っていたとはいえ、医療機関内での取材許可が出るようになった。


感染のピーク時は、取材対応できる余力などもちろんどこにも残っていなかったが、ようやくピークを過ぎた頃に取材を受けてくれた医師はこう語った。

「現場の窮状を知ってもらわないと、感染対策をしっかりとしてもらえないのではないかと思って取材をお受けするのです」

取材対応は、医療現場の危機感の表れでもあった。


愛知県内にある医療機関に向かった。次の波に備えるため、病床を拡大するというのだ。次の波も確実にやってくると考えた院長は、先手を打ち、病床を拡大することに決めたのだ。

ビニールシートで空間を仕切り、ゾーニングをしていたが、作業していたのは施工業者ではなく、医療従事者やスタッフたち自身だった。

まさに総動員態勢で次を迎え撃つ準備というわけだ。

感染の波は、回を重ねる度に大きく、高く、長くなっていった。

患者を診察している医師たちは、来る日も来る日も、強い使命感を持って、コロナ感染の恐怖と最前線で闘ってくれていたのである。

2章 ワクチン狂騒曲

切り札としてのワクチン接種に賭けた日本

「なぜ？　マスコミはワクチン接種しか推奨しないの？」
「ワクチンについてのマイナス面も語ってほしかった」
「国とマスコミはグルだ」

これは、ワクチンの有効性を信じて接種したものの、接種後から体調不良が長期間続いている、いわゆる〝ワクチン後遺症〟に悩む人々から直接言われた言葉だ。

マスコミなんて信じられない……オブラートには一切包まずに、しかもマスコミの人間を前にして、あえてそう言うのだから、怒りはいかほどだったのか。

それもそのはず。前述した通り、人によっては生活が変わり、人生が変わったりしたのだから仕方ない。私にとっては正直耳の痛い話でもあるが、その切実な思いを真摯《しんし》に受け止めつつ、コロナ禍の報道をふり返ってみた。

どこのテレビ局でも、朝から晩までアナウンサーやコメンテーター、感染症の専門家が口を揃えて「ワクチン接種を」と訴える。

「ワクチンこそが、コロナ禍という暗黒を脱するための、重い扉を開けられる唯一の鍵になる」そんな期待が込められていたことは間違いない。

自分が出演していた、当時の番組構成を思い出してみた。

最も多いパターンは、まず、その日の新規陽性者数を伝え、コロナ病床や重症病床の使用率など、医療逼迫の現状を数字で見せ、スタジオ出演の医師に、コロナの現場最前線の現実を語ってもらう。日々増える陽性者、埋まる病床、人手不足から疲労困憊《こんぱい》の医療スタッフ……この窮状を救うのはアレしかない。そう、ワクチンだ！　というような流れが多かった。

こうした状況がワクチン待望論を後押ししていくのだが、2021年2月、ようやくワクチンが日本に到着し、医療従事者、高齢者からの接種が決まった。

それまで、喉から手が出るくらいほしいワクチンが、日本にはなかなか入って来なかった現実。日本政府が契約したアメリカのファイザーやモデルナのワクチン供給先は、まずは本国アメリカや製薬会社の工場があったヨーロッパの国々に供給、日本は二の次、三の次にされた。

もし、あなたがどうしてもほしいと思うものがあって、あるお店に行ったが、すでに品切れ状態だった時、どんな気持ちになるだろうか？　その商品を手に入れたい、是が非でも手に入れたいという思いになるはずだ。

これと同じような渇望感が心理的に作用して、コロナ危機の救世主になりうると期待されていたワクチンは、まさに日本国民にとって垂涎《すいぜん》の的《まと》、魔法の薬剤に見えていた。

そんなワクチンを〝政府が入手できない〟と知ると、マスコミはこぞって批判した。これもワクチン待望論を後押しし、後の「ワクチン至上主義」を形成させたのではないか。

ワクチンの日本への入荷が始まってからも騒動は続いた。ワクチン接種をする際の予約がなかなか取れない問題だ。

高齢者からの優先接種だったため、ネット予約より電話で予約しようとする人が多くなり、回線がパンクすることもしばしばあった。

ネット予約は、スマホやパソコンに慣れていない高齢世代にとって難しすぎるとの批判も相次いだ。一時は、ワクチンネット予約代行サービスなるものまで登場した。

ワクチンを早く打つために、誰もが思いを一つにしていた

また、各自治体が主体となってワクチン接種を進めるにあたり、地元の役所や学校の体育館などの会場は確保できたとしても、肝心のワクチンを接種する打ち手が足りないという問題も噴出してきた。国は、1日100万人ペースでのワクチン接種を実現しようとしていた。とてつもないノルマのようにも思えたが、全国に4万5000カ所以上の投票所を設ける国政選挙のことなどを考えれば、日本国中で1万カ所の会場を押さえ、1会場で100人の接種をすることは全く不可能ではない数字だった。しかし、医師や看護師など、会場で接種する打ち手の数が圧倒的に不足してしまう。

そこで愛知県では、歯科医師会が打ち手として名乗りを挙げたのだ。

理由はシンプルだが熱いものだった。

「われわれも医師としてこの難局で役に立ちたい。医療従事者なのだから」

それが彼らの本音だった。なんと頼もしいことだろう。

ちなみに、歯科医師がワクチン接種をできるのか？　技術的問題はないのか？　との疑問にベテラン歯科医師はこう答えた。

「口の中は狭くて条件も悪いし、神経もたくさん走っているので、腕に筋肉注射するよりずっと難易度が高いんですよ」

歯科医師の腕へのワクチン接種を何度か拝見したが、確かに手慣れたものだった。こうした助っ人によって、打ち手不足の問題も解消した。

だが、それでも一筋縄ではいかない。多くの課題をクリアしてなんとかワクチン接種がスタートするも、今度はワクチンが入荷しない問題や異物混入問題も表面化するなど、なかなかすんなりとワクチン接種は進まなかった。

こちらは、こうした一連の騒動を連日報道したのだが、ワクチンを接種したくてもできない環境が、さらにワクチン接種への期待感を高めていったと推測できる。

専門家の説明をそのまま報道し、形成された「ワクチン接種至上主義」

私たちの番組では、もちろん副反応についても触れていたが、ワクチンの有効性について専門家を招いて何度も伝えたのも事実だ。

当時は、ワクチンのネガティブな面には、ほとんど目が向けられていなかった。番組を進行していた私だからこそ、それは正直に言える。

国が「努力義務」と位置づけたワクチン接種。

努力義務とは、ワクチンを接種することに努めなければいけないというもの。しかし、この努力義務は強制ではなく、接種しなくても罰則はないことになっている。

だが、努力義務の「義務」という言葉が、多くの日本人を惑《まど》わすことに繋《つな》がった。

この「努力義務」という言葉に対する日本人の感性、そして「みんなで接種して国全体で集団免疫を形成するのが当然」という風潮が社会全体を覆っていった。

総理も、知事も「打つのが大前提」の意識でコロナ対策を推進する中、その〝意識の感染〟のほうは、職場や学校に、それこそ感染力の強いウイルスのように伝播《でんぱ》していった。

そして、形成されたワクチン接種至上主義。
その意識の形成に、マスコミも大きな影響を与えていたことは認めざるを得ない。
その中で、置き去りにされていた視点。
それがワクチンを接種することのリスクだった。

決して忘れたわけではなかったが、ワクチン接種のベネフィットとリスクの露出の比重を考えると、当時は明らかにベネフィットの強調がリスクを伝える比重を大きく上回っていた。

こうして日本国民は、「ワクチンを打てばコロナに感染せず、コロナに社会全体で打ち勝てる」と固く信じるようになった。その風潮を作り出したのが政府と厚生労働省であり、それを媒介したのが、マスコミであった。

国とマスコミはグルだろうと批判されることもあるのだが、たしかに、通常であれば、「政府の方針に対して問題や疑念があれば、国民に代わって厳しい目を向ける」、それが本来の姿だ。

比重が偏ったのは、新型コロナウイルスという正体の見えない敵と、メッセンジャーRNAを使った、人類史上で初めて人間に打たれる〝未知のワクチン〟について、あまりにも脆弱《ぜいじゃく》な知識しか持ち合わせていなかったからではないか。私は、そう推察する。

コロナ禍における報道がもたらした影響……それは残念ながら、テレビをはじめメディアへの不信を生みだし、今まで以上にテレビ離れを加速したのではないか？

毎日、夕方のニュースにアンカーマンとして出演しながら、私はそのことを自問している。

ワクチン接種狂想曲

「すごい人です！　朝早くから、この建物をグルッと取り囲むように大行列ができていま
す!!」

これは、私がリポートしたフレーズなのだが、ラーメン店などの飲食店のグルメ取材ではない。場所は、名古屋市内にあるクリニック。

大行列の理由は、いち早くワクチン接種をしたい高齢者が集結したからだ。

ワクチン接種は、基本的に予約を取って行われるため、そんなに並ぶ必要もないはずだ、と思われるかもしれないが、ここは予約なしで接種できる、全国でも非常に珍しい個別接種の医療機関なのだ。

「予約なしでワクチン接種ができる病院があるらしい」

この情報は、瞬く間に全国へ知れ渡った。

SNSの拡散力がそうさせたのか？ テレビも一役買っていたのか？ まではわからないが、北は東北の青森から、南は九州沖縄まで、全国から「とにかく一日も早く接種したい」という人たちが集まってきた。

第4波、第5波の感染拡大もあり、「接種しないと怖い」「接種を急ぎたい」「自分が接種を済ませることで、家族みんなが安心できる」という機運が高まったことも後押ししたと思われる。

しかし、全国からたくさんの人がはるばる駆けつけた最大の理由は、何より予約いらず、煩わしさゼロの魅力だったろう。

一般的に、ワクチン接種の予約は、電話かインターネットを利用して行われるが、電話は回線がパンクしたりするし、ネットはというと、慣れない人には入力がとても面倒くさい。特に高齢者からはすこぶる評判が悪かった。

そんな状況のなか、「来ていただければ、とにかく接種します」という、このクリニックの手法はより魅力的に映ったに違いない。

難を言えば、「並んだもん勝ち」の先着順ゆえ、早朝から並ばないといけないこと。早い人たちは、早朝どころか真夜中に行列の先頭集団を形成するというから驚きだ。というか、そんなに密を作って大丈夫なのか？　という疑問も一部であるかと思うが、これが、早朝からのクリニック大行列の舞台裏だったのである。

このクリニックの院長は、実は、日本医師会の常任理事を務めるほどの実力者で、「自称24時間営業」というバイタリティーには舌を巻くばかりだが、特にこの「予約不要のワクチン接種」というアイデアには度肝を抜かれた。

ワクチン接種で、病院はどのくらい儲《もう》かるの？

これだけ話題になり、多くの患者が訪れるクリニック。

そこで一つの素朴な疑問が生じた。

「ワクチン接種すると、どのくらい儲かるのだろうか？」

ちなみに、ワクチンを1回接種すると2070円の接種費用が支払われるそうだ。

仮に、接種を依頼された医療従事者が、大規模集団接種会場等で8時間の拘束時間のう

ワクチン接種のため、クリニックには長蛇の列が

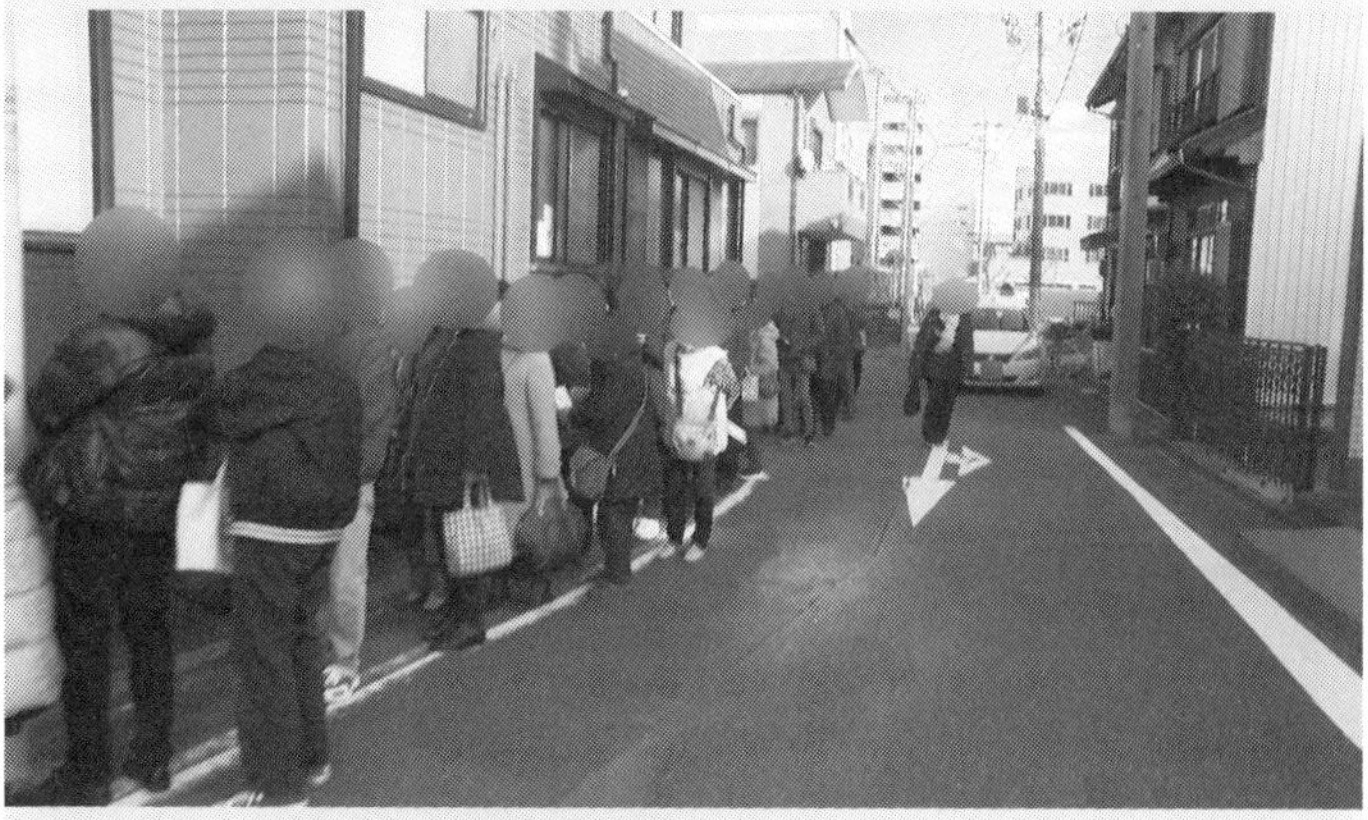

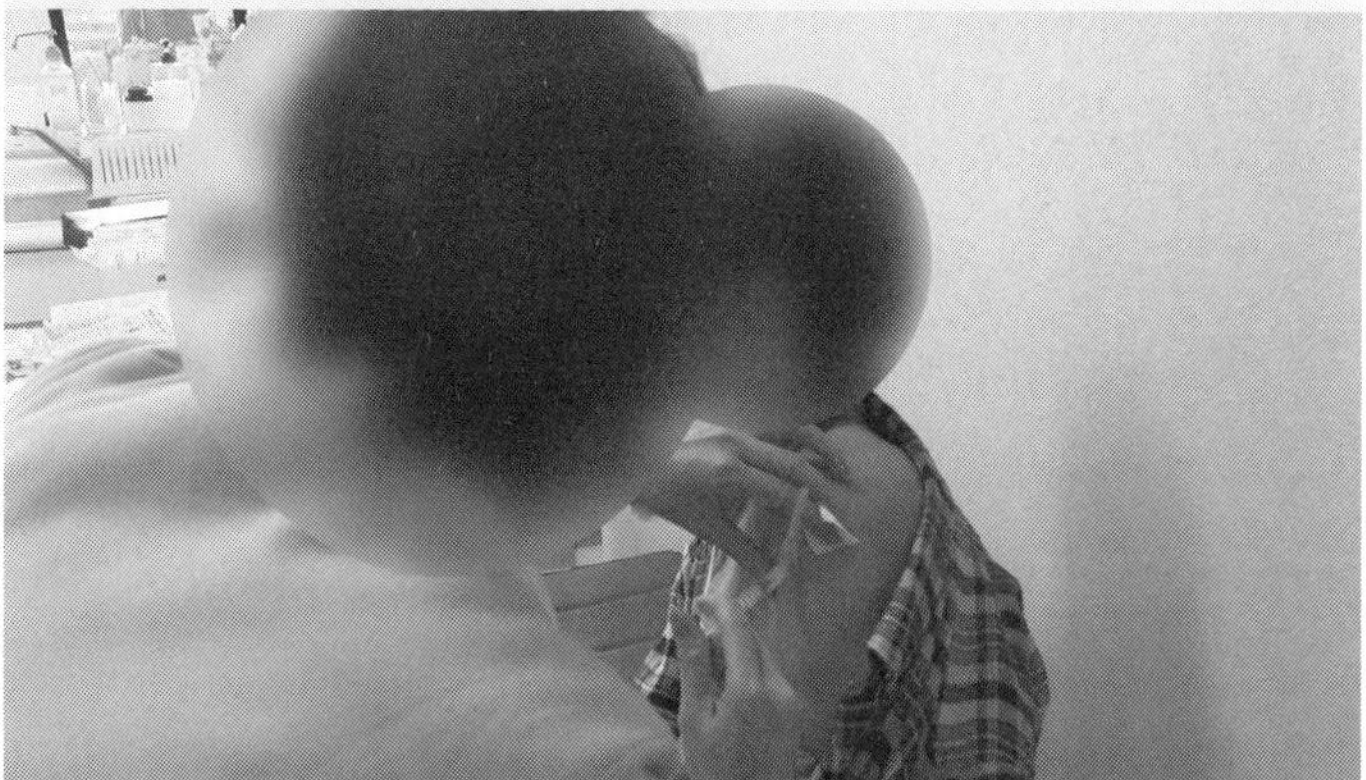

予約不要でワクチンを個別接種できるという名古屋市内のクリニックには、全国から多くの高齢者たちが訪れ、長い行列を作っていた。

ち、1時間は休憩時間として7時間接種できた場合、稼働時間は420分。接種者1人の問診と接種に3分かけたとしても、140人に打てる計算だ。

1人の医療従事者が1日100人ずつ打つことも、現実的な数字なのだろう。

100人に打てば20万7000円。週5日続けば103万5000円。4週間で414万円。3カ月で1242万円だ。

たしかに一見儲かりそうだが……そんなに大きな利益が出るのなら、他の医療機関もこぞって予約なしで対応するはずだが、そんなことをするところはどこにもなかった。少なくとも、私が取材した限りでは聞いたことがない。

なぜ、やらないのだろうか？


予約なしで接種を開始するには、まず覚悟が必要なのだという。

「覚悟？」そんな精神論が必要なのだろうか。

取材を進めるうち、ようやくその意味が理解できた。

予約なしで訪れるということは、基本的に先着順だ。

「遅すぎたね、もう残っていませんよ」と言われたら、ぐうの音も出ない。

それを避けるためには、人によっては早朝を遥かに超えて深夜から並ぶ。

だが、現場ではそれを「勝手に並んでしまっているのだから」と捨て置くわけにはいかないのだ。その人たちの整理をきちんとやらないといけない。


このクリニックの院長は、毎朝5時くらいから行列の確認に行き、集まった人に丁寧に説明をするなどのコミュニケーションを取って準備に入る。

ワクチン接種の待ち合い場所は屋外なのだが、そこに、いつ雨が降ってもいいようにテントをあらかじめ張って、冬は寒くなっても大丈夫なようにストーブをたいて暖かくし、夏は夏で、業務用の大型扇風機などを駆使しつつ、熱中症対策に余念がなかった。

病院はサービス業であることを忘れている、などと揶揄《やゆ》されたりすることもあるが、ここは全く違う。「患者第一主義」がモットーの地域顧客満足度ナンバーワンの医療機関なのだ。

地域医療を支えてきた「医」への信頼に胸を打たれた

3回目のワクチン接種がスタートした時、このクリニックに押しかけて来ていた接種希望者に話を聞いたときのエピソードは忘れられない。

オミクロン株が大流行したため、高齢者の接種熱が再び高まりつつある中、ファイザーとモデルナのどちらを選択するのがベターかという問題が浮上していた。

それまでの接種では、ファイザーよりモデルナのほうが副反応の頻度が高いとされていたので、3回目はファイザーに人気が集中すると予測されていた。

その意識調査を行うために、このクリニックに取材申請をしていた。

私は、手当たり次第、列をなしている高齢者に質問した。

「あなたは、ファイザーとモデルナ、どちらのワクチンを打ちたいですか？」

並んでいる人の中から、アトランダムに10人くらいに聞いてみた。

答えは意外でもあり、ある意味、意外ではなかった。

何を禅問答のようなことを言っているのかと思われるかもしれないが、なんと全員から「ワクチンの種類は何でもいい」「○○クリニックの○○先生に打ってもらうことに意味がある」という、予想だにしない答えが返ってきたのだ。

下町風情が残る町で、院長の父親の代から続く、地元に根付いたクリニック。

地元で培ったブランド力が、副反応への心配を最初から蹴散らしている。

「先生に任せときゃ、それで安心だ。命は預けてる」

恐るべき信頼度の高さである。


話を戻そう。なぜ、他の病院は、間違いなく利益を得られそうな予約なしのワクチン接種に踏み切らないのか？

前述した「覚悟」というのは、行列のケア、行列ができたことによるご近所トラブルのケア、接種した後の副反応トラブルのケアなどが挙げられる。また、スタッフたちも大変だ。通常勤務よりはるかに早出して、ワクチン接種シフトを敷いての、長期総力戦の様相だ。

問診、接種、経過観察には、それぞれ多くの看護スタッフが必要だし、舞台裏ではバイアル（薬剤の入った小瓶）から注射器に注入する担当者、接種後にＶＲＳ（デジタル庁が運営するワクチン接種記録システム）という国の統計システムへの入力を行う担当者などがいて、ここにも人員を割《さ》かなければいけない。

これらを全て継続的に実践するためには、やはり相当の「覚悟」が必要になってくる。

一方、看護師の動きを見ていると、一人が何役もテキパキとこなし、その動きのよさ、無駄のなさは申し分ない。熱意ある優秀な医療スタッフが揃っていて、スタッフ全員が「覚悟」を持っているからこそ、通常の病院なら大混乱するはずの予約なしのワクチン接種が可能になっていたのだ。

初めてワクチンが届き、接種がスタートしてから、すでに3万人以上に接種したこのクリニック。

おそらく、個別接種では愛知県ナンバーワンの接種回数だったのではないだろうか。愛知県の接種率アップを支えたクリニックだとも言えるだろう。

国や自治体の指示通りに接種を進めたこのクリニックでは、発熱などの副反応疑い事例はあったものの、重篤な副反応は出なかったという。

多くの人は、発熱や倦怠感程度で済むというワクチンの副反応。

重篤な人とそうでない人の差はどこにあるのか？

その事実に正面から向き合うことにこそ、ワクチン問題解明のヒントがあるのではないかと、その後も取材を続けることになる。

そして、3回目接種が始まった

コロナ禍に直面して、改めて気付かされたこと。

それは、日本人には極めて素直で従順な国民気質があるということだった。

緊急事態宣言が出されれば、厳しい罰則規定があるわけでもなく、警察が厳しく監視するわけでもないのに、多くの国民がステイホーム。高い巣ごもり率を誇った。

誰に頼まれたわけでもないのに、警察に代わって勝手に監視役を務める市民も現れた。

市民によるマスク警察が登場し、マスクなしで歩く人たちを面罵《めんば》する。

国民の足並みを、同調圧力で揃えようとする生真面目すぎる国民性が露《あら》わになった。

というか、私が思い起こしたのは、戦時中を描いたドラマによく出てくる、たすき掛けの「大日本婦人会」の女性たちが、何人かでスカート姿の女性を取り囲み、「なぜモンペを穿《は》かないのですか、この非国民」と責め立てる姿だ。

これでは、まるで全体主義のようではないか。

日本人の従順さは、ワクチン接種率の高さにも表れている。

2回ワクチン接種率は約80%、特に高齢者はほぼ90%。

一方、海外では接種率が60%を超えるくらいまでは順調に推移したものの、そこからはなかなか伸びないのが実情だった。政府が業を煮やしてワクチン接種義務化《マンデート》をちらつかせると、猛烈な反対のデモが起きる。

個人の権利を国家に侵害させまいとする人権意識がストレートに見えた。

3回目の接種に対して、海外ではさらに敏感になっていた。

オミクロン株の感染が急拡大する中、ブースター接種を半ば強引に進めようとするフランス政府に対し、個人の自由を盾に反発する国民が激増し、接種をこれ以上進めることは難しいだろうと予測された。

一方、日本はどうだったのか？

そもそも、日本政府によって説明されていたワクチン接種によるコロナ収束の筋道というのは、日本国民の一定割合以上の人がワクチン接種をすることで、社会全体で「集団免疫」を獲得することができ、そのとき、日本は新型コロナを完全に駆逐することができるのだということではなかったのか？

だが、現実はだいぶ違っていた。新型コロナウイルスは変異を繰り返し、感染力をアップした。期待のmRNAワクチンは、無敵ではなかったようなのだ。

2021年の年末に開始された3回目接種。前例通り、医療従事者から始まり、2022年の年明けから高齢者の接種も始まり、その様子を取材した。

スタートの反応は、意外なほど鈍かった。3回目接種がスタートした1月頃、愛知県の県営名古屋空港に設置された大規模接種会場の予約率も、聞いたところ、当初20％台と低調だという。担当者への取材によると、接種クーポンが届いていないことや周知が遅れていること、さらに、すでにオミクロン株が蔓延してしまっていることを挙げていた。

愛知県では1日3000人を超える新規陽性者が出ているなか、感染リスクを負ってまで接種会場に行く意味があるのかという高齢者が少なからずいたのだ。ところが、このさらなる感染拡大がもう一度恐怖のスイッチを入れたのか、接種スピードを早めていく。

オミクロン株は、重症化しにくいというふれこみだったが、陽性者の総数が増加すれ

3回目接種の会場となった名古屋空港

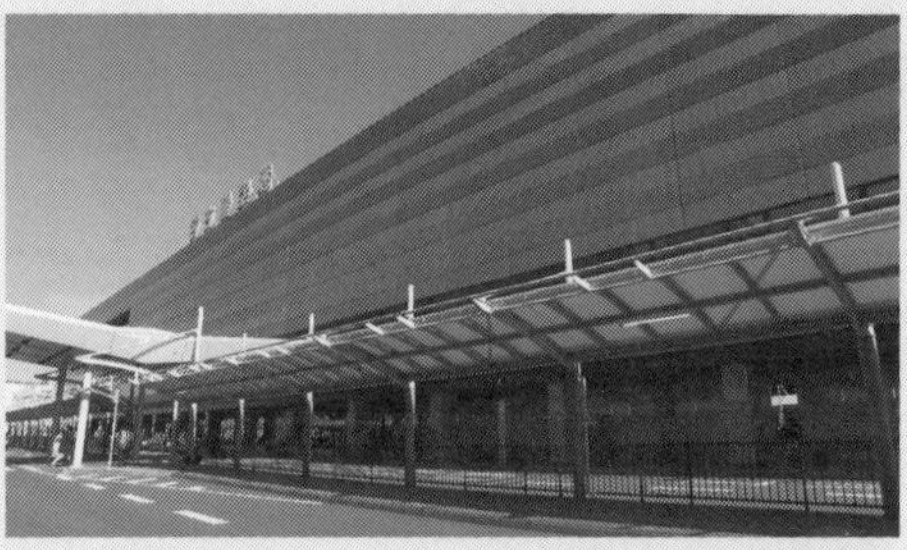

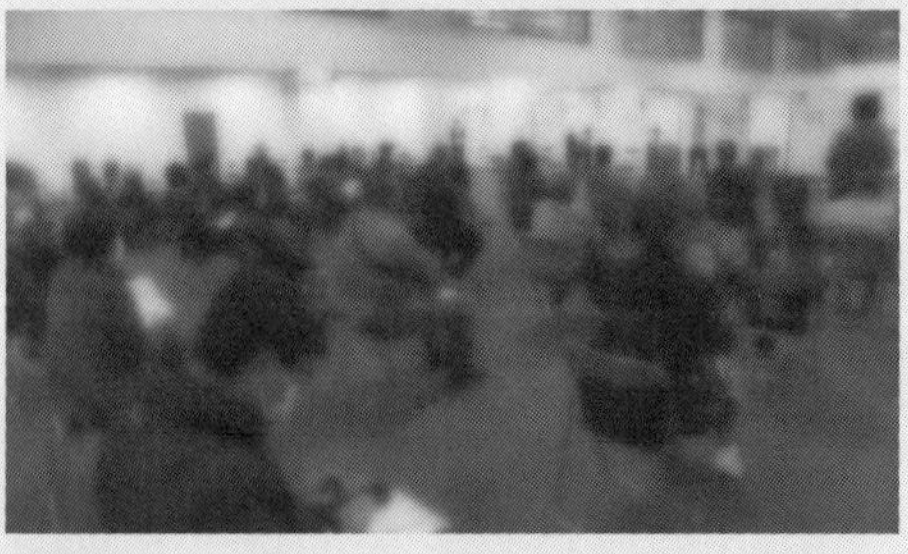

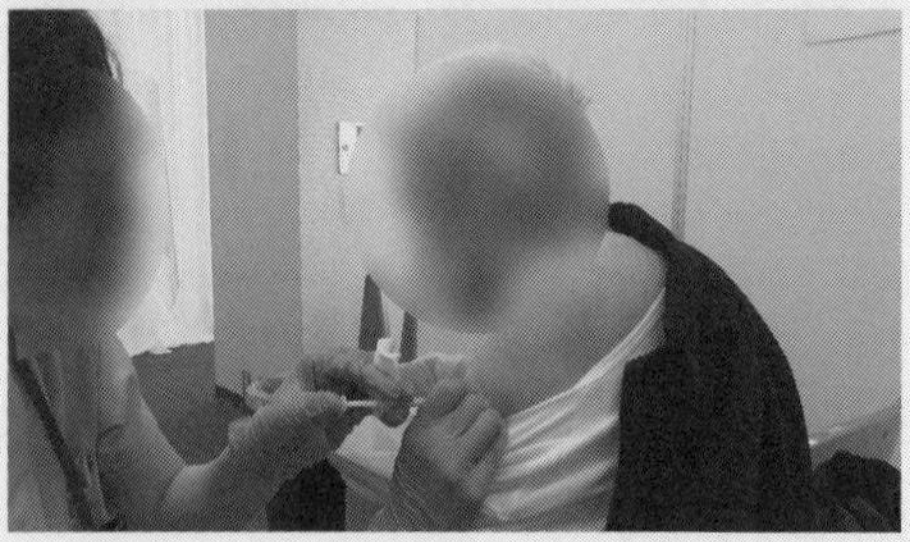

3回目のワクチン接種のため、愛知県の県営名古屋空港が大規模会場として選ばれた。当初は出足が鈍かったが、総理やワクチン担当相も接種推進の号令を呼びかけ、予約率も100%に。大量の在庫を抱えるモデルナ製が推奨されていた。

ば、一定数の重症者は出てくる。こうした状況を受けて、3回目スタートから10日くらい経過して以降、接種者数は増加した。

低調だった予約は100%まで回復！　岸田総理も前任の菅総理に倣《なら》ってか「1日100万回打て」。堀内《ほりうち》ワクチン担当大臣も接種推進の号令を呼びかけた。

特に、在庫が多いモデルナワクチンを打つように指示。

それでも、大半の国民は羊のように従った。

ワクチンの在庫処理のほうが優先事項なのか？

在庫が少ないファイザーと、在庫過剰だったモデルナ。モデルナのほうが副反応の頻度率が高いとの情報がSNS上で事細かに報告されていたせいか、年齢が低いほどファイザーに人気が集中したのだが、政府は、かなり秘密性の高いであろうデータまでを公開する。それは、交互接種した場合の抗体量を示した研究結果だ。

つまり、1回目ファイザー、2回目ファイザー、3回目モデルナ。1回目モデルナ、2

回目モデルナ、3回目ファイザーという交互接種のほうが、3回とも同種類のワクチンを打つ場合より抗体量が多いというデータを公表した。これまで2回接種した人は圧倒的にファイザーが多かったため、交互接種をするなら、3回目は必然的にモデルナになる。それは、モデルナをサポート、後押しするような動きにも見えた。

モデルナも接種量を半分に減らして、何とか副反応を減らそうと対策を講じてきた。

接種量を調整したとはいえ、不人気のモデルナ。そのモデルナ推《お》しの日本政府と各自治体は、オミクロン株の登場によって、接種スケジュールを2回目から3回目にかけては当初の8カ月間隔が必要というガイドラインから、感染予防効果が減少するという理由で6カ月への前倒しを決めた。

そのことも、ファイザーの供給不足に拍車をかけていた。「在庫一掃が目的か」と揶揄《やゆ》する人もいたが、多額の税金をつぎ込んで購入したワクチン。無駄にしたくないという思いも当然あっただろう。

さまざまな問題を抱えてはいたが、3回目ということもあって会場の設営から打ち手の確保まで、手順としては慣れたもので、日本の自治体の対応力の高さを実感した。

そういえば、ある総務畑の衆院議員が私にこう語ったのを覚えている。

「菅総理は、コロナ対策に失敗して失脚したと言われるが、１日１００万人接種なんて力技は元総務大臣の菅さんだったからこそできたこと。厚労省だけで、全地方自治体を一気に動かすなんて発想は生まれなかったはず」

なるほど、ワクチン接種を進めたのは厚労省だが、実際にそのお膳立てをし、主体的に接種を実施したのは総務省と各自治体だった。その自治体が競って接種率を上げようと努力したことが接種率アップにも繋がった。

接種するのが当たり前で、しない人はおかしい。その考え方でいいのか？　2回目までにはなかった風潮が3回目に広がりつつあることも事実だ。政府の、自治体の、「打つべき推し」の指示に従う人は少しずつ消え、だんだん自分の頭で考え、自分の頭で判断する人が増えてきた。

1回目接種率　81・4％

（約1億459万人接種済み）
2回目接種率　80・4％
（約1億320万人接種済み）
3回目接種率　67・9％
（約8547万人接種済み）

（2022年11月17日公表・首相官邸公式サイト）

私は番組の中で、皆さんが接種する際の判断材料を提供し続けた。フェイクニュースではない、信頼度の高いデータを引用したワクチンのベネフィットとリスクを、丁寧に、わかりやすく伝えた。もちろん、信頼度の高いデータの定義が難しく、国が出しているからと言って鵜呑《うの》みにしていいかと言うと、そうではない。そこが事態をさらに複雑にしている側面もあるが。私のモットーは、配信動画でも強調している、この言葉に集約されている。

「今回も、出どころのハッキリとしているデータと、私の取材を交えてお伝えする大石解説です」

私は尊敬する報道部の先輩に教わってきたとおり、データを眺めつつも自分の目で見て、自分が直接耳にした話を中心に解説動画を構成したつもりである。

これが信頼度の高い動画コンテンツに成長し得たかどうかは別として、テレビの限られた放送時間ではお伝えできなかったことも、配信動画では深掘りして解説している。

普段ニュースを見ない人の心にも刺さる内容をお伝えしたいと願ってやまない。

3章

〝ワクチン後遺症〟で苦しむ人たちとの出会い

「ワクチン接種で寝たきりに」なぜ、国は後遺症と認めないのか？

ある女性からのメールの文面を読み始め、自分の目を疑った。そこには「ほぼ寝たきり」というワードが入っていた。「まさか」と思った。

番組で、ワクチンの有効性だけでなく、リスクについて解説をしたり、YouTubeで動画を配信したりし始めると、さまざまな立場の人からの声が届くようになった。

２０２１年12月、アポを取り、その女性の話を聞くために自宅を訪ねた。名古屋市内に住む50代の女性。自宅はモダンなデザインのとても素敵なお宅だった。最初にまず彼女の足取りの重さと、荒い息づかいに違和感を覚えた。

彼女の体調次第では寝室でのインタビューも考えたが、その日はとても具合がいいとのことだったので、ソファのあるリビングで取材させていただくことになった。

彼女は苦しげに、喉《のど》から声を絞り出すように、事の次第を話してくれた。


1回目のワクチンを接種したのは2021年の8月。すぐに熱が出たが、彼女を襲った副反応としてはるかに強烈だったのが、それまで一度も経験したことのないような胸の痛みと激しい動悸《どうき》だった。何かに押しつぶされるかのような胸への圧迫感、そして、ほんの少し動いただけで息が上がる症状が出始めたのだ。

彼女曰《いわ》く「雲の上を歩いているようなフワフワした感じ」がその後3カ月以上も続くことになるとは、その時は知る由《よし》もなかった。


いっこうに収まらぬ胸痛に不安を感じて過ごしていたある日、想像したこともないほどの胸の苦しみを感じたという。恐怖だった。

「このまま寝ていたら、もう目覚めないのではないか」救急車を呼ぼうと考えるが、この程度で救急搬送を要請していいものか、自問自答しながら救急車を呼んだこともあった。

家事は一切できなくなってしまったため、夫と息子が分担して担当してくれた。

彼女は、家族に支えられながら、ようやく日々を生きているという状態だった。苦しくて起き上がることができず、ほぼ寝たきり生活だった。ベッドで一日中寝込んでいるか、少し体調がよい時は、リビングのソファで横になる生活が続いた。もちろん、食欲はあろうはずもなく、体重は短期間に8キロも落ちた。

彼女が語るには、自分はもともといろんなところへすぐに出かけるようなアクティブなタイプだったという。既往症も持病もない健康体だった。しかし、私の目の前にいる女性にはその面影が全くなかった。

彼女を別人に変えてしまったのは、本当にワクチンなのか？　さらにインタビューを進めた。

ほとんど寝たきりの状態になりながら、彼女は気丈に体調異常の理由を探り始め、かかりつけの医師を訪ねたという。その医師は女性で、気心も知れていたので気兼ねなく質問をしながら検査してもらった。

私も後に理解することになるのだが、実は、この気兼ねなく相談できる医師がいないことが、多くの〝ワクチン後遺症〟の患者さんの悩みでもあるのだ。

なぜか？「ほとんどの医師は、〝ワクチン後遺症〟について理解しようとしない」というのだ。「理解がないというより、そもそもワクチンを接種して一時的に副反応が出ても、ほどなく回復するのだから、後遺症というものは存在しない。そう考えるスタンスの医師が多い」と、患者たちは、私に教えてくれた。


しかし、かかりつけの女性医師は違った。

彼女の診療所にも訪ねていった。名古屋市内の閑静な住宅街の一角に位置する診療所は、父親の代からの、地元に根づいた町のお医者さんといった印象だった。

診察室に入ると、後遺症の女性に関する検査と結果の書類の山を見せてくれた。

全部で10種類以上の書類の束だった。

話を聞くと、彼女は興奮気味に語り始めた。

「私はワクチンを否定する医師ではない。コロナを終息させられる切り札はワクチンしかないと考えているし、有効性も信じている、むしろ推進している」と。

自分の医院でもワクチンを接種している推進派だからこそ、後遺症とワクチンによる関係を否定したかったのかもしれない。

彼女は、徹底的に検査をした。まるで事件の犯人を捜すように、しらみつぶしに。

すると、肺のCTスキャン検査で、ある事実が判明した。

肺の下方に、少量ながら水が溜まっていたのだ。私も画像を見せてもらったが、通常なら見逃してしまいそうなくらい、ごくわずかな水。写真で見てもごくわずかだが、肺の底が三日月のようになっているのは、水が存在する証拠だという。確実に肺には水が溜まっている。今度は、その水が溜まっている理由を探ることになる。

肺炎、心筋炎、心膜炎……もしかしたら、実は癌で、それが肺に転移したことで水が溜まっているのではないか？　胃カメラ、胸のマンモグラフィ、子宮など、ありとあらゆる可能性を消していった。しかし、それでも結果は、どこも異常なし。

そこで、彼女は残された可能性はひとつという結論に行き着いた。

そう、ワクチンだ。直接結びつく証拠はないが、時系列で考えると、つまり状況証拠的にはワクチンしかないというのが彼女の結論だった。

寝たきりの女性自身は、早くから原因はワクチンしかないと確信していた。自分の体のことを誰より知っている本人だからこそわかる、体調変化の分岐点。それは、紛れもなくワクチン接種をしたあの日だったのだ。あの日以来、生活の全てが激変した女性は、まだ寝たきりの生活を送っている。

そんな彼女から、再びメールが届いた。「1週間前から食事がとれなくなり、点滴を打ちながら暮らしている」という。

発症から、もうかれこれ5カ月が経過していた。

後遺症といえば、コロナに感染し、倦怠感や息苦しさ、味覚や嗅覚障害が継続するコロナ後遺症の人を取材したことがあるが、あの後遺症も1カ月以上症状が続き、これといった治療法は確立していない。ただ、時間の経過とともに軽快していくケースも少なくない。

一方、この〝ワクチン後遺症〟に関しては、これといった治療法が確立されていないばかりか、「日にち薬《ぐすり》」さえも通用しないのか？

ワクチン接種後の副反応が厚労省に報告された件数は、2022年10月時点で3万件以上。しかし、そのほとんどは、ワクチンとの因果関係は〝関連なし〟または〝不明〟と結論づけられている。また、国がワクチンの副反応による健康被害と認定し、救済制度に基づき医療費等が支給されている件数はまだきわめて少なく、もちろんその中にもこの女性は含まれていない。

2022年12月までにかかった医療費は24万3450円、カルテ代は4万6346円、通院のためのタクシー代8万1940円なども含めると、優に37万円を超える。

これは全て自己負担になる。ワクチンによる影響なのか？　あれだけ厳密な検査をしてもわからない。わからないから国の救済は受けられない。

これまで、救済制度が適用された人は、ワクチンを接種した後、すぐに副反応が出た人か、アナフィラキシーショックなど急性アレルギーになった人がほとんどなのだ。

国にも救われない〝ワクチン後遺症〟患者の存在を目《ま》の当たりにした私は、ショックを受けていた。

しかし、この女性の取材をきっかけに、世の中に同じような症状で苦しむ人たちがたくさんいることを、初めて知ることになったのだ。

小学6年生の夢は奪われた

2022年1月、一人の少女に出会った。その少女は、父母に付き添われて、私の前の椅子に座った。

第一印象としては、華奢《きゃしゃ》で体の線が細い、繊細そうな少女だと思った。マスクをしていたせいもあってか、彼女のか細い声は聞き取りにくく、いつも以上に耳を澄ませたが、聞こえてきたのは驚くべき話ばかりだった。また、目を疑うような写真も見せてくれた。

少女は2021年9月9日に、集団接種会場で1回目のワクチン接種を済ませた。接種の動機は、「秋に実施される修学旅行で感染の心配なく弾けたいから」。何とも、小学6年生らしい理由ではないか。接種直後に微熱程度の副反応は出たが、すぐに熱も下がったため、普通に学校に通い、部活動にも参加するなど、いつもどおりの日常生活に戻っていた。

部活動は陸上部に所属し、短距離の選手として活躍していた。元気だったころの写真と動画を見せてもらったが、その姿は目の前の彼女とは別人のようだった。

躍動感に満ち、力感溢《あふ》れる姿で疾走する彼女は、本当に生き生きしていた。

しかし、私の目の前にいる少女はどうだろう。それが全くなかった。ないというより、奪われたということか。

「体がおかしい、おかしい」と異変を母親に訴えたのは、接種から2週間ほど経過した9月下旬のことだった。そこから、「成長期の娘の体が壊れていった」と母親は語った。

熱を測ると微熱、そして胸やけが続いた。ベッドで横になって眠ると胸やけが悪化し吐き気をもよおすため、リビングのソファで上体を起こしたまま寝ていた。

この頃からまともな日常生活を送ることが困難になり、当然、学校へ行くこともできなくなった。

そして、その5日後、少女も両親も強烈な異変を目の当たりにすることになった。

少女の舌が、真っ白なコケのようなものでびっしりと覆われているではないか。

それは、口の中全体にまで広がっていた。

異常が可視化されたことで、両親は検査入院を決めた。体調不良の原因を探るべく、ありとあらゆる検査を受けた。骨髄以外は、全て調べたという。

しかし、原因はわからなかった。どれも異常なし。1カ月にわたる精密検査でもあぶり出せなかった犯人……しかし、両親は確信を持っていた。

「犯人はワクチンだ。それ以外に何一つ理由がない」


次から次へと医療機関を回り、検査も重ねたが、結果は全て異常なし。

しかし、体調は芳《かんば》しくないどころか、むしろ悪化していった。

36度台から37・5度を行ったり来たりする微熱。経験したことのない頭痛、指先やお腹やお尻にはじんましん。そして、足はいつも氷のように冷たく、「体がおかしい、おかしい」と、母親に異変を訴えたその日から、食べたいという気持ちすらなくなっていった。

食欲不振は続き、小学6年生、最終学年という大切な時期なのに、学校に通うことができず、友だちにも会えなくなった。

さらに残酷な事態が続いた。体調はいっこうに回復せず、何より楽しみにしていた修学旅行にも行くことができなかったのだ。

思い起こせば、小学生として最後のビッグイベントである修学旅行を楽しみたくて、同級生の友だちと存分に弾けたかったからこそワクチンを接種したはずなのに、そのワクチン接種を境にこんな不幸な結果を招くとは……。

彼女の心中を察すると、胸が痛くなった。


いくつ病院を回ったのですか？　母親に尋ねると、「4つです」と即答した。

この病状はおかしいと直感した母親が、毎日、1回も怠らず、娘の体調異常を克明にメモしていたのだ。そのノートを見せてもらうと、いかに少女が、そして両親も胸が張り裂けそうな毎日を送っていたのかが滲《にじ》み出ていた。そのメモのおかげで、体調の変遷がよくわかり、助かったと母親は語っていた。日時や、具体的な変化がわかる記録を残しておくことは、とても大切なことだ。

4つの病院を回るも原因は不明のまま。少女と家族の不安は増すばかりだった。

そんな八方塞《ふさ》がりの中で出会ったのが、兵庫県内にあるクリニックだった。この医師は、〝ワクチン後遺症〟の患者を複数治療していた。その情報は県外まで広がり、全国から、ワクチン接種後の不調に悩む50人ほどの患者を抱えていた。

少女も、遠路足を運んでこの医師の診断を受けた。結果は、ワクチンによる長期体調不良。検査をしても決定的な証拠はないが、他の患者の症例や接種日と発症の関連など、ワクチンを理由にすると、全て辻褄《つじつま》が合う。

暗闇の中にいた親子を照らした一筋の光。医師は、少女に寄り添うように治療を始めていった。

未知のワクチンによる後遺症に効果のある治療法など、もともと存在していないのだから、手探りの中、あの手この手で治療を行い、彼女の体は少しずつ改善されていった。

何よりも、顔色が変わった、表情も変わったと両親は喜んだという。

私が取材したのは接種から4カ月ほどが経過した頃だったが、その時でも体調はまだ半分くらいしか回復していない感覚だという。

それにしても、両親も衝撃を受けたという〝あの白い舌〟に見られる副反応はなぜ出たのか？　舌のコケのようなものは、カンジタ症。何らかの原因で免疫力が下がった時に発症する感染症のひとつ。また、じんましんも免疫が下がった時に出るものだ。

小児がん研究の専門家でワクチンの研究をしている、名古屋大学名誉教授の小島勢二《こじませいじ》医師は、こう話す。

「これは明らかに免疫不全だと思う。ワクチンがトリガーになっている可能性は十分考えられる」

小島医師によれば、少女の舌に現れたカンジタ症は、免疫が落ちた時に見られる典型的な感染症のひとつ。また、腹などに出たじんましんや帯状疱疹《たいじょうほうしん》も、免疫が落ちた時によく見られるという。つまり、少女の体の異変は何らかの要因で免疫が下がったためと考えられる。では、「何らか」とは？　小島医師は「ワクチンであろう」と推測している。

ワクチンを接種して修学旅行に行き、弾けたかった少女の夢は失われた。しかも、友だちと過ごすはずだったかけがえのない学校生活の時間も失われた。

ワクチンの有効性を信じて、疑いもせず接種させた母親は、自分を責めつつも、接種後の副反応、後遺症に対する国の対応に、不満をぶちまけた。

「国の勧めで娘はワクチンを打ったんです。でも、そのアフターケアでは、国と小児科は連携していますか?」「少なくとも、私の娘のケースでは全くなかった」と母親は語ってくれた。語るうち、彼女の目から涙が溢れ、止まらなくなった。

ワクチンを打つように推奨するばかりで、何かあった場合のアフターフォロー態勢がいかに整っていないかが露呈されたと言っていい。

私は、最後に少女に尋ねてみた。

Q:「ワクチンを打つとどうなると思ってたかな?」

A:「元気になると思っていた」

Q：「ワクチンを打って、どう思う？」

A：「打たなければよかった」

12歳の少女の身に起きた異変。同じ小学6年生でも、12歳未満の同級生はワクチンを接種していなかったが、その子どもたちにも推奨されたワクチン接種。

2022年3月から、いよいよ5歳から11歳までの子どもへの接種が始まった。

10代の女子大生が7分間の心停止

「私の知人に、ワクチン接種後に心停止した娘を持つ父親がいる」

そんなメールが番組に届いたのは、〝ワクチン後遺症〟の女性を取材した動画の配信からほどなくしてからだった。

「心停止？　しかも若い女性？」

早速、メールを送ってくれた本人に連絡をとり、その父親を紹介してもらうことにした。

電話に出たのは、東海地方に住む50代の男性で、初めは怪訝《けげん》そうな雰囲気だった。それもそのはずだ。突然、テレビ局から連絡が入り、娘さんの話を切り出されたのだから……事情を説明すると、理解していただけ、彼は当時のようすを事細かに教えてくれた。

これは、ぜひ直接取材して、多くの人に知ってもらう意味がある。

そう判断した私が交渉すると、了解してもらえた。

当日、ＣＢＣにやって来たのは、端正な顔立ちのキリッとした50代前半の男性だった。彼には19歳の大学生の娘さんがいて、その娘が心停止したという。年頃の娘のプライバシーを考慮し、映像では父親の顔もわからないようにする条件を約束し、撮影が始まった。

私の質問に、父親は淡々と答えてくれた。その出来事から5カ月という時が経過していたが、〃その時のこと〃を鮮明に記憶していた。

２０２１年のワクチン接種当時のことを詳細に教えてくれた。

10月4日　ワクチン接種　2回目

5日　心臓痛　強い倦怠感

母親の車で病院へ⬇血圧低下⬇意識失う

7分間の心停止

▼蘇生後から入院　まれに心臓痛

接種翌日に事態は急変した。

38度の熱があったため、大学を休み自宅で静養していた娘が強い胸の痛みを訴えたという。それは、拳で強く押し付けられたような痛みで、これまで経験したことのない激痛だったという。また、同時に強い倦怠感にも襲われていた。その倦怠感を彼女はこう表現していた。

霊に取り憑《つ》かれたような、背中に誰かを背負っているような感じだったという。

急激な体調の変化で強い不安を感じた彼女は、すぐに母親に連絡。パートで働いていた母は、たまたま仕事が一段落していたため、急いで帰宅して車に乗せ、病院へ直行した。

しかし、病院でさらにみるみる容態が悪化していった。顔面は蒼白に、脈も絶え絶えになり、一刻を争う状況にまで陥った。すぐに緊急で処置室へ運び込むが、病状は改善せず、心停止。それは7分間にも及んだ。

経験豊富な医師も慌てたと語るほどの緊迫の場面。

しかし、その後の心肺蘇生で、再び大好きな両親と会えるようになった。

今にして思えば、さまざまな偶然が重なり、彼女は一度途絶えかけた命を繋ぐことができたのだ。いつもなら、母親の仕事は忙しく、そう簡単には職場から抜け出せないのだが、あの時はたまたま空いていた。そして、病院までの道のり。

通常なら、夕方の時間帯の道路は渋滞していて、病院到着までかなり時間がかかってしまうのだが、あの日はたまたまその渋滞がなく、道のりはスムーズだった。

この2つの偶然がなかったら、きっと娘は命を落としていたんでしょうね。と、父親は振り返り、少し眼をつむった。

単なる偶然なのか？　彼女が生きるために天のもたらした必然だったのか？

彼女は、一度失いかけた命を取り戻したのだ。

その後、当時治療にあたった担当医師にも取材したが、百戦錬磨のベテラン医師も突然の心停止には、やはり慌てたという。原因が何ひとつわからないこと、あまりにも状況が一変したこと。と、その理由を語っていたが、この医師がいたからこそ、彼女は7分もの間、心臓が止まっても、無事に蘇生することができたのだ。

その後も、父親と何度かやりとりする中で、娘さん本人と会う機会が生まれた。

大学生の彼女は、大きな目が印象的な女性だった。私は会った瞬間、思わずこう言ってしまった。

「生きていて、よかったね」

私も父親の端くれ。わが子を失いかけた父親の気持ちが痛いほどわかっていたので、なおさら彼女に会えたことを嬉しく感じたのだった。

彼女と話すうちに、彼女のある決意に驚いた。

自分がワクチン接種をした後で重篤な症状に見舞われた経過や事実を、テレビで語りたいというものだった。10代の、しかも重篤な副反応を体験した本人の証言には大きな意味と価値がある。

果たして、彼女はカメラの前で勇気を奮って語ってくれた。

インタビューは、プライバシーを守るため、顔がわからないように配慮した。万が一、人物が特定され、生活に影響が出てはいけない、その一心だった。

ここにも、ワクチン報道のむずかしさがあると言わざるを得ない。

同調圧力が強く働いている日本では、ワクチンは絶対に善であるとして、一切の批判を認めないような風潮がある。コロナ禍で、意見の分断が進み、なかなか表立って〝事実〟をそのまま語ってくれる人が、少なくとも当時はいなかった。

ましてや、こうした体験談をカメラの前で包み隠さず語ってもらえる機会はない。

彼女が私の前に座り、インタビューがスタートした。

その姿を心配そうに見つめる父親は、授業参観に訪れた保護者のようだった。

彼女は、あの日の悪夢のことを語り始めた。しかし、父親とは対照的に自分のことなのに詳細に語ることができなかった。重篤な症状に見舞われ、しかも容体は急変した。その本人なのだ、無理もない。記憶は点々として断片的だった。

特に、病院に到着してからの記憶はほぼなかった。すぐに処置室へ向かい、生死をさまよっていたわけだから。

ようやく記憶が戻ったのは、それから数日後のことだったという。

本人の記憶が飛んでいて、抜けていたピースを父親が補足すると、彼女にとっては初めて耳にすることも少なくなかったようで、「えっ、そうだったの！」などというやり取りもあった。

彼女が一番訴えたかったことは何だったのか？

それは、大きく二つあった。

一つは、ワクチン接種を推奨する国の姿勢についてだった。努力義務とはいえ、ワクチンを打て打てと勧める国。その通り、ワクチンを打ったはいいが、その後、生死をさまようような事態に陥った。

もちろん、今現在も副反応疑いのままで、因果関係は認められていない。

しかし、国にはアフターケアもしっかりしてほしいと語っていた。

彼女の治療費用はおよそ100万円、長期入院を強《し》いられたため、その金額はふくれ上がった。

「金額よりも、なにより命が助かっただけでもよかった」

偽らざる父親のホンネだろう。

しかし、「接種しなければかからなかった費用と思えば、医療費の支給があってもいいのでは？」という思いも、これまたホンネだろう。

ただ、国からの医療費の支給は、副反応による健康被害を受けたものであると厚労大臣が認定した時に限られる。彼女は国に医療費の申請をしているが、２０２２年12月の時点で認められていない。


もう一つは、ワクチンのリスクを充分に知ってほしいというものだ。

実は、今でも反ワクチンのスタンスではないというのだ。むしろ、ワクチンの有効性も認めているのだが、一方で自分が経験したような命に関わる副反応リスクもあることをみんなに知ってほしい。

そして、リスクがあることもきちんと理解したうえで、ワクチンを接種するかどうか判断してほしいと力説していた。周囲の仲のいい友だちにも、「打たないで！　とは言っていません」と語る彼女は、自分の身に降りかかった出来事を、客観的に冷静に見つめているように感じた。

7分間の心停止。ワクチン接種後の悪夢のような経験は、どうやら彼女が新たな目標を見つけるきっかけにもなったようだ。

プライバシーの都合上、詳しくは言えないが、彼女は大学で医療関係の研究を行っており、副反応のない癌治療薬などを開発するのが夢だという。

彼女と話すうち、私はあることをずっと考えていた。

死と隣り合わせになったのは、何も彼女が特別だからではない。もっとたくさんの人が同じような状況に陥っているのではないか？　だとしたら？

その疑問が、われわれを新たな取材に向かわせた。

4章

ワクチン接種で一変した人生

——重い後遺症に苦しむ人々

「自分の足がなくなっている?」——下半身不随になったエンジニア男性

一通の封書が私の会社に届いた。

送り主は、名古屋市内に住む70代の男性のようだった。中には、手紙とともに診断書のコピーなど数枚の資料が入っていた。

手紙の内容を見て、思わず声を失ったことを今でも覚えている。あまりにも衝撃的な内容だったからだ。

私は、手紙の送り主に早速連絡を取り、取材することに決めた。

近所の人にも知られたくないという理由から、CBCに足を運んでもらい、インタビューすることにした。やって来たのは、70代の夫婦だった。

うつむきながら、申し訳なさそうに「うちの息子のことですみません」と、何度も何度も口にしていた。

インタビューの冒頭、母親が言葉をつまらせ、嗚咽《おえつ》してしまった。

なぜ息子が？　息子はどうなってしまうのか？　そんな疑念や不安が入り混じっていたのだろう。

この夫婦の息子は、働きざかりの40代の男性で、妻と高校生になったばかりの一人息子がいた。家族3人で富士登山をしたりするなど、たいへん健康で活動的な男性だったようだ……あの日までは。

接種後、何の問題もなく3週間は普通に出勤していたのに……。

2021年8月15日に、1回目のワクチン接種を済ませた。

ワクチンの種類は、職域接種で使用されたモデルナ製。大規模接種会場で接種を終えた。しかし、これまで私が取材した人たちとは異なり、それからすぐに悲劇が襲ってきたわけではなかった。

彼は発熱などの副反応さえほとんどなかったので、日常生活に大きな影響もなく、通常通り勤務を続けていた。

大手の電機メーカーに勤務するエンジニアだった。

私とは、年齢的にも近く、家族構成もよく似ていたため、少し自分自身と照らし合わせながら話を聞いていた。

彼の体に異変が起きたのは、ワクチンを接種したことすら忘れていた9月。接種からは3週間ほど経った頃だった。

気の早い人だと、そろそろ2回目のワクチン接種はいつ頃予定しておけばいいか、などということを考え始めるくらいだったかもしれないが、彼がワクチンをもう一度接種することはなかった。

なぜなら、とうてい打てるような状況ではなくなったからだ。

突然の、激しい頭痛と40度の高熱。入院を余儀なくされた。

診断結果は髄膜炎《ずいまくえん》。ウイルスなどが原因となって脳を覆っている髄膜が炎症を起こしたものと見られた。しかし、彼の身体を襲ったものは、これだけではなかった。

ほどなくして、今度は肺炎を併発して容態が一気に急変し、人工呼吸器の装着を行う。

ただ、このあと数日で肺炎も少し落ち着いて、容態はようやく安定してきた。家族は、ホッと胸をなでおろしたところだった。「これで山を越えた」と。

2カ月にわたる「意識不明」の果てに

ところが、今度は思いもよらぬ病名を医師から告《つ》げられる。

急性散在性脳脊髄炎《さんざいせいのうせきずいえん》。急性散在性脳脊髄炎とは、ウイルスに感染した後やワクチン接種後などに、免疫が強くなりすぎて神経を攻撃し、脳や脊髄が傷ついてしまう自己免疫疾患のひとつと見られる病気だった。これが原因で高熱を出し、意識不明に陥ったというのだ。意識がない状態が約2カ月続いた。その間、家族はどれほどの不安を抱え、心を痛めていただろう。

一家の大黒柱が前触れもなく突然発病し、2カ月もの間、病院のベッドに横たわったまま、話しかけても何の反応もないのだから。

果たして、家族の強い願いが通じたのだろう。幸いなことに、意識は戻った。

しかし、不思議なことに、ワクチン接種の時までの記憶しか残っていないというのだ。

これは、後で本人に直接取材をさせてもらった時、明らかになったのだが、彼はワクチンを接種して以降の3週間、何の問題もなく普通に会社に通って仕事をしていたわけである。つまり、全く普段どおりの日常生活を続けていたのだ。

家庭生活だけでなく、出勤して問題なく仕事もしていたことは、彼の携帯のメールの履歴を見てもはっきりわかる。しかし、その3週間の記憶は全くないのだという。

なぜ、このような記憶の喪失が起きてしまったのか？　実に不思議なことだ。

夫婦は、わが子に襲いかかった突然の出来事について、記憶を手繰り寄せながら語ってくれた。そこには、悲しみ、苦しみ、怒り、絶望の感情が色濃く表れていた。

8月15日	モデルナワクチン接種（1回目）
9月4日	40度の高熱
9月13日	肺炎併発
9月16日	急性散在性脳脊髄炎と診断
11月初旬	意識が回復するも8月15日以降の記憶はなし

▼下半身不随と判明

「俺の足はどうなったんだ？　誰か教えてくれ！」

さて、冒頭でお伝えした手紙に記《しる》してあった衝撃的な内容、それはこの記憶喪失ではなかった。

両親への取材の後、本人に電話をして話を伺うことができた。

彼は、その後も半年以上にわたって入院し、リハビリを重ねる毎日を送っていた。

そう、リハビリだ。

彼は、高熱で意識を失っていたが、ワクチン接種後3カ月が経過した頃、ようやく目を覚ました。意識を取り戻したことは喜ばしいことだったが、直後に彼は残酷な事実に気がついたという。

自分の足が動かない。自分の下半身が全く言うことをきかない。

自分の意思とは裏腹に、思うように動かない下半身に絶句したという。

彼は「俺の足はどうなったんだ！」「俺が寝ている間に何があったんだ？」「誰か俺に教えてくれ！」そう何度も何度も両親や妻に当たったという。

その痛ましい記録がＬＩＮＥのやりとりに残されていた。

突然自分に課せられることになった、「下半身が動かない現実」を受け入れられないようすが手にとるようにわかる内容だった。

「何が起きたのか？　誰か教えてくれ！」

しかし、誰もその問いに、明確で正確な答えを持ちあわせてはいなかった。ただ、言えることはひとつ。「ワクチン接種の1カ月後に急性散在性脳脊髄炎になり、下半身不随になった」こと。残酷だが、確かなのはこの事実だけだ。

その当時の話を電話で聞くと、彼は何度か感情的に声を荒らげて説明してくれた。普段はいたって冷静だという男性だが、その時だけは我を忘れるような話しぶりだった。無理もない。

こうした電話取材を行い、メールでのやりとりを経て、ついに直接話を聞ける日がやってきた。この事実を両親が私に知らせてくれてから、実に半年が経過していた。

彼の自宅を訪ねた。名古屋市内の住宅地の一角にある素敵なお宅だった。レンガ造りのこだわりの住宅で、きっとできるまで「ああでもない、こうでもない」と家族で言いながら完成させたマイホームだろうと想像した。

しかし、その自慢のはずの自宅も大きく様変わりしていた。案内してくれた妻が門扉を開けると、そこに答えがあった。

車いす生活のために、大リフォームを強いられた自宅

そこには、なだらかな傾斜の真新しいスロープがあった。コンクリート製で、転落防止用に道の両サイドに低い壁があったり、滑り止め用にスロープの表面には横に細かな線が引かれていたり、男性への細かな配慮に満ちていた。

そして、スロープの先に男性専用の玄関があった。車いすだと開き戸では開けにくいからと、引き戸になっていた。こうした設計への気配りは、妻の夫への配慮であり、優しさ

だった。リフォームは室内にも及んでいた。引き戸を開けると、そこにはフルフラットな開放的空間が広がっていた。かつて、そこは和室だったそうだが、畳はフローリングに変えられ、介護用ベッドが鎮座していた。

また、かつて押入れだったという空間は、車いすが出入りできるトイレに改造されていた。リビングやダイニングにつながる男性の部屋は、物理的にそこにしかできない設計だったが、新築する時からすでに存在していたかのように馴染んでいた。きっと、家族で考えに考え抜いて作った最良の選択だったのだろう。

自宅の中で、初めて本人に面会した。ガッチリとした体型で、何年か前の写真通りの上半身だった。しかし、真新しい車いすに乗った彼の下半身は、登山が趣味だったとは思えないほど細くなっていた。体を動かす時、以前は足を使って移動したが、今は車いすか両腕が頼りだからこそ、急速に足は衰え、逆に急速に腕は鍛えられていったという。

意識が戻った彼が、最初に思ったこと。

それは、「ここはどこだ?」という率直な感想だった。

先に述べたように、彼の記憶は発熱後ではなく、ワクチン接種直後から全て失われている。だからこそ、自分が入院した顛末《てんまつ》も、ましてや生死を彷徨《さまよ》っていたことも知らなかった。そして、もちろん自分の下半身が全く動かなくなっていたことも。

意識が戻ってしばらく時が過ぎた後、自分の下半身がなくなっていると勘違いした。「あれ、ない！」恐る恐る手で触ってみると、触れる。自分の感覚とは裏腹に、自分の足は存在していた。しかし、全く動かないし、しっかり触っているはずの自分の手を感じることは全くできなかった。

一切の感覚を失った自分の足を触ったことで、自分の足に大きな異常があったことに気づいた。

妻も、コロナ禍で面会が制限される中も病院に通いながら、ある異変に気づいていた。普段はとても硬い夫の下半身が、軟体動物のように柔らかくなっていたからだ。

戻りつつある触覚が希望をもたらし、前向きに変わった心境

意識が回復した直後は、触っても何ひとつ感覚がなかった下半身だが、徐々に徐々に触

覚は戻りつつあるようだ。とても鈍いけれど、触れば、触られている感覚が戻りつつあるという。やがて、彼の心の中にも変化が生まれていた。

最初は「こんなんだったら死んだほうがマシだ」「動かないなら、こんな足、切ってくれ」と絶望の淵に突き落とされていたが、途中からは「また、以前のように歩きたい」という前向きな目標に変わったという。

一縷《いちる》の望みを託しつつ、今は２０２３年の4月頃を目標に社会復帰するためのトレーニングを始めたところだ。

今の不安は、車いすで外出して街の中でちゃんと暮らせるのか？　ということだ。目線が変わると、それまで普通だった日常がどう映るのか？　社会の一員として暮らせるのか？　その話をしているときは、まだ子どものように不安そうな瞳をしていた。


実は、調べてみると、この男性のようにワクチン接種後に急性散在性脳脊髄炎になったケースはいくつも報告がある。他のワクチンで言えば、インフルエンザ、日本脳炎、B型肝炎のワクチンの症例だ。これらのワクチンを接種し、接種後に何らかの副反応が見られる例は、年間最大10件ほどある。

しかも、国はこの因果関係を認め、医療費の救済もしているのだ。

では、この新型コロナワクチンとの因果関係はどう評価されるのだろうか？

実は、ワクチン接種が始まってから厚労省に報告された件数は、55件あるのだ（2022年12月時点）。接種回数が異なるので比較はできないが、この事実を、医師に聞いてみた。


名古屋大学名誉教授で、医師の小島勢二氏は、「他のワクチンで発症しているのだから、コロナワクチンで発症してもおかしくはない」と言う。また、コロナワクチンと副反応の因果関係を調べている名古屋の医師で医療情報処理に詳しい鈴村《すずむら》泰《やす》氏《し》は「ワクチンとの因果関係が存在する可能性は高いのではないか」と分析している。

注目したのは、ワクチン接種後、何日後に急性散在性脳脊髄炎が発症したのか？　という資料だ。これを見ると、接種後数日間に発症者が集中する分布がおかしいと指摘している。確かに、何も因果関係がないのであれば、一切影響を受けないということだから、この山は完全にフラットになるはずだ。また、接種以前に報告されていた症例と接種後に報告された症例を比較すると、ワクチン接種後の年齢の分布が明らかに異なるという。

小児に発症者が多いはずが、中高年の発症例が増えているのだ。これは、偶然の結果なのか？　それとも、ワクチンによる必然の結果なのか？

莫大な医療費負担、改築代……補償がなされなければ破産が待っている

国が推奨するワクチンを接種して、のちに急性散在性脳脊髄炎になり、下半身不随になったと診断された男性。

家のリフォーム代は総額で５００万円。ただ、行政から40万円の補助もあったためにリフォームに関する自己負担額は４６０万円。また、医療費は高額療養費制度を利用したものの、自己負担額は２８１万円で、自己負担の総額は合わせて７４１万円。これから一生かかると考えると、今のままでは一家は破産してしまう。

障害者として認定され、障害者手帳も受け取ったが、医療費は所得制限の壁に阻まれて出ないという。介護保険も高齢者を介護することを想定しているため、働きざかりの40代の男性は適用外だという。

まさか、一切補償されないなんて？

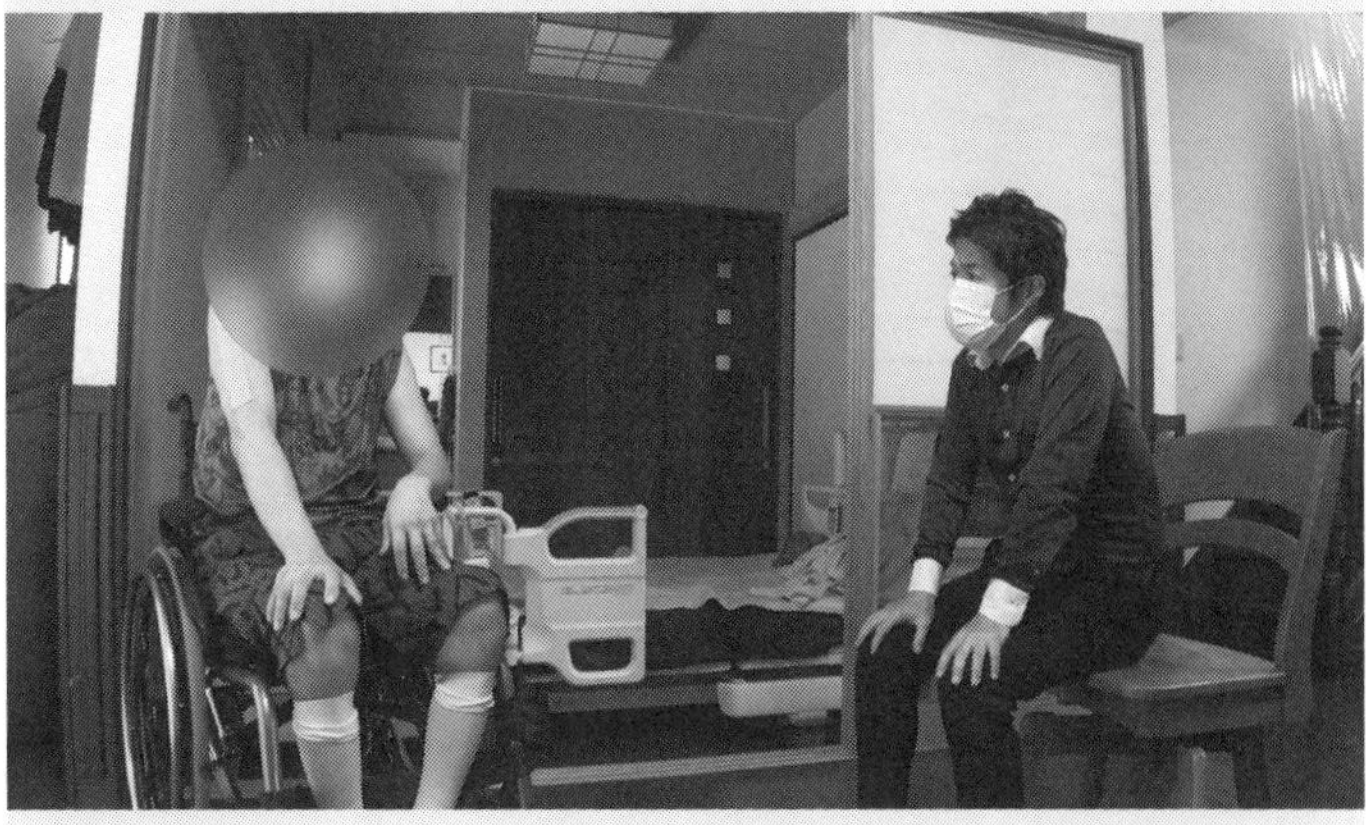

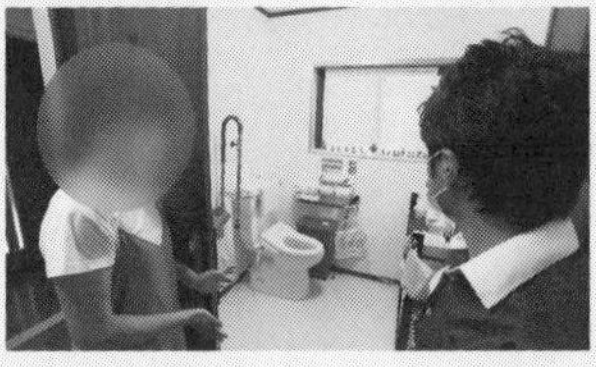

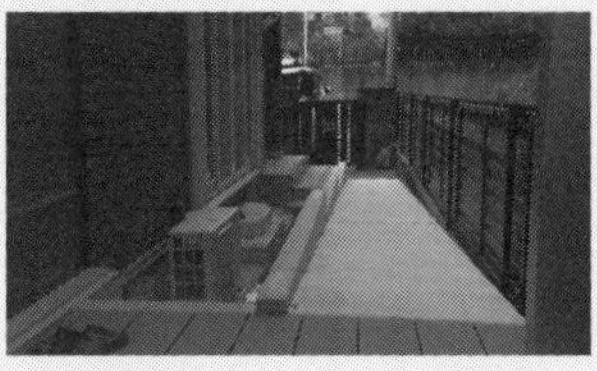

ワクチン接種後、生死の境を彷徨い、一命こそ取りとめたものの、「急性散在性脳脊髄炎」を発症し、下半身不随になってしまった男性。車いす生活のために、家屋も全面的なリフォームをせざるを得なくなった。庭には車いす用のスロープを設置し、トイレも寝室も、そして写真にはないが、自動車も身障者用の改造が必要だった。だが、莫大な医療費を含めて、今のところ国からの補償は受けられていない。
コロナ感染者の医療費は国と自治体が負担しているのに、国に推奨されたワクチン接種によって引き起こされた障害は、門前払いされている。充分な救済のため、早急な対応が求められる。

今までは気づかなかった、行政の縦割りと使い勝手の悪い仕組みに翻弄され、手続きを行った妻は疲弊《ひへい》しきっていた。

妻のつぶやいた一言が印象的だった。

「私たちに使われないように作られているのかな？」

男性はこう語る。

「国が打てと言うから素直にワクチンを打った。それで自分の体がこうなった。一方で、コロナに感染した人の医療費は全て国と自治体が負担している。われわれだって、せめて医療費は負担してくれてもいいのではないか」

一家の大黒柱の足が不自由になり、以前のような生活が望めなくなった現実。だが、失ったものを突きつけられた家族は、必死に歯を食いしばって生きていこうとしていた。

「どうせ、医療費やら救済費用もたくさん出るんでしょ？」

心ない他人の一言と闘いながら、未来に一筋の光を求めて生きている。

国は、男性にまだ手を差し伸べていない。国に、彼の訴えは届くのだろうか？

いや、その声を届けることこそが、われわれの仕事だ。

ワクチン接種で難病再発にも負けずに立ち上がった看護師

その人は、とても苦しそうにしながら私の電話に出た。

声はとても若々しく伸びやかで、あとで年齢を聞いて驚いたくらいだった。

キャリア13年の中堅看護師で、年齢は40代。

結婚、出産などがあったため、何度か離職・復職を繰り返していた。

愛知県内に、〝ワクチン後遺症〟を患いながらも、ある会を設立して情報発信をしている女性がいる。そんな情報を聞きつけ、私は彼女にコンタクトを取った。

彼女の体調と相談しながら取材することになったが、なかなかオーケーが出なかった。

ワクチンを接種してから、もう1年が過ぎようとしているのに、体調は良くなるどころか悪化しているというのだ。真夜中にトイレに行こうとして頭が真っ白になり、足元から崩れ落ちるように倒れた時は、死を覚悟したとも語っていた。

その頃からか、訪問看護を受け、定期的に点滴を続ける生活が始まっていた。点滴を扱うことも仕事のひとつだった彼女は、どんな思いでいたのだろうか。

「家族の理解と支え」こそが〝ワクチン後遺症〟の人を一番救う

取材は、彼女の体調が少し改善した頃に行った。一軒家の自宅は、カフェのような作りのオシャレな雰囲気で、きれいに片付いていて、日々寝たきりの生活を送っている人の自宅には思えなかった。

聞けば、中学生の娘がこまめに掃除したり、何より、夫が妻の分も家事全般をサポートしてくれているのだという。

〝ワクチン後遺症〟の取材を通していつも感じるのが、患者本人の心の負担を一番左右するのは、患者の家族が〝ワクチン後遺症〟に対して理解があるかどうかということだ。

普通の人の意識はこうだ。ワクチンを接種してからの副反応の話はよく聞く。確かに、副反応の頻度はかなり高いらしい。でも、しばらくすれば、その体調の変化も消えてなくなるはず、というもの。ほとんどの人がそう考えているからこそ、長期間にわたって症状が出続ける〝ワクチン後遺症〟は理解されにくかった。

「なぜ、いつまでもサボっているの？」「体の問題じゃなくて、心の問題でしょ？」

これが、周囲の率直な反応だった。家族の中でもそうなのだから、友人や職場の人などは言うまでもないだろう。

しかし、この女性の家族は違った。だからこそ、体調は深刻でいつまでも苦しい日々を余儀なくされていても、実際にうつ状態になっても、死を選ばなかったのかもしれない。

「もう一生治らない、自分には生きている意味がない」そう思い、死を決意した時もあったという。でもそのとき、最終的にそれを食い止めたのは、いつでも彼女を信じ、サポートしてくれている家族の存在だったのではないかと思う。

マスクをつけながらのインタビューが始まった。

取材では、マスクは原則つける決まりになっているのだが、〝ワクチン後遺症〟の症状の一つに息苦しさもあるため、マスクでより苦しくならないか、より注意深く様子を見ながら判断するようになっていた。

実際に会って、間近で改めて感じたのは、彼女のか細い手や腕だった。

この一年ほどで体重が10キロ減少したという。身長およそ150センチの彼女だが、体重計の針は35・6キロを指していた。しかし、これでも体調は点滴などで少し改善していて、体重も戻ったほうだという。最も低い時は、33キロだったというから、いかに痩せ細っていたことだろう。

ワクチン接種で再発した難病

ワクチン接種後に現れた体の変化は、体重減少だけではなかった。

それは、接種直後に体中に現れた紫色の斑点だった。しかし、2回目接種後に全身に出てきた斑点には、見覚えがあったという。かつて、自分を苦しめた特発性血小板減少性紫《し》斑《はん》病という難病だった。

血小板が減少することで出血が止まりにくくなるこの病、体中に赤紫色の大きな斑点が現れるのが大きな特徴だった。

ただ、彼女はすでに治療を必要としない「寛解《かんかい》」状態まで改善していたはずなのに……シャワーを浴びる時に、自分の足に出ている大きな赤い斑点を目にして、彼女は難病が再発したのではないかとピンときたという。

その原因については、医師がこう診断した。

「ワクチン接種が原因で難病が再発した」

ワクチンを接種したことで体全体の免疫力が落ち、これまで眠っていた難病がムクムクと起き出したのではないかという推測だ。つまり、ワクチンが直接的な原因でこそないが、ワクチンがその病を再発させるためのトリガー（引き金）になったのではないか。

ベテラン看護師で、医療知識も豊富であり、何よりこの病と何年も向き合ってきた彼女だからこそ、紫斑を見た瞬間に気づいたのかもしれない。

1回目	異常なし
2回目	接種当日夜に38度の発熱 2日後に身体中に赤紫色のあざのような大小の斑点が現れる

苦しみ抜いたうつ症状から救ってくれたのは「ネット上の仲間」だった

彼女は、再び難病と闘うことになった。血小板を示す数値は、正常値から、最大40分の1にまで激減したため、緊急入院して治療生活に入ることになった。

今でも、時折体にはアザが現れる、それは手のひらほどの大きなものから10円玉サイズのものまで多岐にわたっていた。さらに内出血に点状出血も相次いだが、治療実績があるこの難病については、対処の仕方もあったため、薬などで改善傾向に向かった。だが、坂を転げ落ちるように彼女を苦しめたのは、別の症状だった。

・呼吸苦・胸の痛み・吐き気・嘔吐
・味覚障害・動悸・めまい・食欲不振
・うつ

これらの症状が、日によって複合的に襲ってくるのだから、いかに辛い日々だっただろうか。そして、いつしか、心までもが深く蝕《むしば》まれていった。

うつ病を発症したのだ。

このうつ状態が原因で、前述したとおり、生きている意味に悩み始め、自殺しようとさえ思うようになったのだ。しかし、自殺を思いとどまっても病状はよくならなかった。

うつに対しては、抗うつ剤と睡眠剤を内服しつつ、「死にたい」という希死念慮《きしねんりょ》が強くなり、どうしようもない時は、頓服《とんぷく》で安定剤を飲み続けていた。

しかし、症状は次々に変化していく。

・味覚障害・吐き気（胃薬内服中）
・呼吸苦・息切れ・胸の痛み
・倦怠感・めまい・立ちくらみ
・立つだけで脈拍が120くらいになる

たまにキッチンに立つと、すぐにフラフラになり、疲れ果て、疲労感がずっと残る状態が続いている。これでは社会復帰はできないと、本人は思っているようだった。現状に失望し、未来への希望すら途絶えそうになる中、彼女を救ったのは仲間たちだった。

それも、顔も知らず、声も聞いたことのない、ネット上だけの付き合いの仲間たち。

彼女は、ツイッターで自分と同じように〝ワクチン後遺症〟に苦しむ女性たちと交流していた。そして、同じような境遇の看護師らとともに、ある組織を開設した。

その名も、「愛知コロナワクチン後遺症の会」、通称「愛コロ」だ。可愛らしくて、愛らしく、親しみやすい、〝ワクチン後遺症〟という切実な内容とは真逆のイメージだった。

その会のメンバーには、もうひとり看護師がいた。その女性も、ワクチン接種後に長期体調不良に苦しみ、約一年間にわたり休職を余儀なくされたのだ。

やはり〝ワクチン後遺症〟に対する特有の偏見を経験したという。

何度検査しても異常なし、いくつもの医療機関をはしごし、最後には心の問題として片付けられる。エビデンスのないことに関しては徹底的に理解のない状況に、諦めかけていた。

全く新しいワクチンゆえ、エビデンスなどはどこにも存在しないはずなのに。しかし、これではいけないと後遺症を患いながらも、前に出て闘うことを決意したのだ。

この女性は、自分の経験をもとに、「愛コロ」の設立目的を明確にし、社会や医療体制を変えたいと本気で考えていた。

①〝ワクチン後遺症〟の存在を知ってほしい
②治療を受けられる態勢づくり
③必要な救済措置、経済的支援が受けられるようにする

ポイントは、この3点だ。

国は、接種後すぐに症状が出たケースなどを副反応として認定する傾向が強い。全体の96％はアナフィラキシーなどの急性アレルギー症状で（2022年春当時）、彼女たちが苦しんでいるような1カ月以上続く症状とは異なるため、用語を区別して使ったほうがいいのではないかと彼女は考えている。

また、自分自身の辛《つら》い経験から、治療態勢をもっと充実させることを求めていた。複数の病院を受診し、どこでも理解されず、たらい回し状態になり、身体的苦痛と精神的苦痛を味わった経験を活かし、愛知県内に〝ワクチン後遺症〟を診察できる専門的医療機関を設けたかったのだ。

医療従事者は、コロナ禍で治療に邁進《まいしん》するために、いち早くワクチン接種を行い、患者を救うことが求められた。自分が感染したら、院内感染を引き起こし、患者を危機に晒すことになる。だから、自分の意に反して接種せざるを得なかった人もいた。

それが医療従事者の務めと思ったからだ。

しかしその職業意識の強さから、ワクチンを接種して後遺症に苦しみ、本来の健康を蝕まれ、職を失い、日常を奪われることになるとは、あまりにも理不尽すぎる結果ではないか。

ただ、彼女たちはほぼ寝たきりの病床生活を続けながらも、ネット上で情報を発信し、〝ワクチン後遺症〟の患者たちの悩みを聞き、対応している。

白衣こそ着ていないが、紛れもなく看護師そのものの姿だった。

5章 ワクチンと死の真相

——国が因果関係を認めない理由

「因果関係不明」を問い詰めないのは、誰の責任か？

「ワクチンを接種した後に死亡した人は、何人いると思いますか？」

私は、いろいろな折にこの質問をするようにしている。もちろん、参考程度に聞いているだけなのだが、すでにかなりの人に尋ねてきた。

まず、ほとんどの人は見当もつかないようで、「えっ、わからないけど10人？」とか「50人くらいはいるのかな？」などと答える。

人によっては「誰もいないでしょ？　もし、死亡者とか出たら、ニュースになってますもんね」という人もいた。

そこで正確な数字を伝えると、皆さん信じられないような表情を浮かべ、驚くのだ。

「そんなにたくさんの人が死亡しているの？　ホントですか？」

誰もが、今回のコロナワクチンに関する事実を知らなすぎだと思う。

全国の市区町村から、そのデータは国（厚労省）に報告されていて、厚労省はその数字を発表している。

しかしなぜ、その数字を知ろうとしなかったのだろうか？　自分がそのワクチンを接種する可能性があるわけだし、愛する家族や大切な友人・知人も接種するのに、だ。

ワクチンの宿命とも言うべきか、ワクチンがもたらすベネフィットの裏側には、必ずリスクが存在する。表裏一体で、完全に「効果だけ」は望めないものなのだ。

しかし多くの人は、ワクチンの表の顔はよく知っていたが、裏の顔をほとんど知らなかったのだ。一体、誰に責任があったのだろう？

コロナワクチン接種後の死者数は深刻な多さ

２０２２年10月時点で、ワクチン接種後の死者数は１８００人超。

こう聞くと、全てワクチン接種が原因で死亡したかのように聞こえるが、あくまでもこれはワクチン接種後に、原因はわからないが死亡した事例数ということだ。

厚労省の説明では、たしかにワクチン接種後に死亡したが、情報が少なすぎるなどの理由で因果関係を評価できないというものだ。

厚労省に直接話を聞いた時、私が抱いた違和感は、この「情報量が少ない」という理由についてだった。情報が少ない、とはどういうことなのか？　それは、因果関係を決定づけるだけの証拠がないといったほうが正しいかもしれない。

私は監察医（不審死などがあった場合、警察から依頼されて死因を調べる医師）に話を聞いた（２０２１年７月）。彼は、実際にワクチン接種後に死亡した高齢の女性も診ていたが、ある事実を語り始めた。

「死亡した女性は、突然亡くなった。もちろん高齢なので突然死するケースもあるが、原因が全く見当たらない。考えられるとすれば、その前々日にワクチン接種をしたことくらいかな。なので、死亡診断書には『死因はわからないが、事前にワクチン接種』と記載した」のだという。

具体的な死亡原因が見当たらないが、ワクチン接種による死亡の可能性はなくはないという結論だったのだ。

これまで何度も、さまざまな事件現場に駆けつけたことのある経験豊富な監察医は、こうも続けた。

「毒物は体に証拠を残すが、ワクチンは体に証拠を残さない」

この言葉を借りれば、ワクチン接種後にどんな副反応が出ても、それはワクチンが直接的な原因だと特定することは難しいということなのだ。ワクチンの影響か否かは、全て状況証拠から推測するしかないというのが現状だという。しかし、決定的証拠がない中、状況証拠だけから因果関係を特定していくことがいかに困難かは、ワクチン接種後の死亡者に関して、未だに「ほぼ全て因果関係不明」とされている現状を見れば明らかだろう。

厚労省に、国民の命を守ろうという気持ちはあるのだろうか？

そこで、2021年8月に厚労省を直接取材した。私が用意していった質問は二つ。

一つは、遺体を死亡直後に診た医師が「ワクチンとの関連あり」と評価しても、厚労省で「評価不可」に覆《くつがえ》るのはなぜか？

返ってきた、あまりにも意外な答えに私は驚いた。

「医師の判断にはどうしても主観が入る。より客観的な判断が必要だから、もう一度、第三者の冷静な目で判断することが大事だ」というのである。

私の頭には大きな疑問符が浮かんだ。現場で遺体を診た医師は、当然ながら最も多くの情報を持っているはずだが、厚労省の説明では、「客観性を見失いがちで、どうしても自分本位の見解を出してしまいがち」なのだという。まず、なぜ客観性を見失う必要があるのか、その理由がわからない。そして、厚労省の説明では、遺体を実際には見ていない別の人間の客観的な判断が、現場で遺体を診た監察医の判断を超えるというのである。

これは、医学界の常識では断じてあり得ない話だ、と厳しく指摘する医師もいる。

そして、もう一つどうしても私が聞きたかった質問、それは**1000件を超える死亡事例を、一つ一つ全て精査しているのか？**ということだった。

しかし、これに対する答えには、正直拍子抜けしてしまった。

死亡例が少なかった時には全てチェックしていたが、今は「一つ一つは見ていない」というものだったからだ。

なんと無責任な話と思われる方がいるかもしれないが、実は、厚労省が全ての死亡例を網羅して評価しているわけではないのだ。厚労省がチェックする前に、独立行政法人のPMDA（医薬品医療機器総合機構）という審査機関が調査を行っている。この審査機関は、医師や薬剤師らおよそ15人からなる専門チーム（取材当時）で、医療機関から送られてきた資料を見ては因果関係を調べているのだ。

つまり、厚労省がしていることは、その評価結果に違和感がないか？ ワクチン接種後に心筋炎が多く出ていないか？ などの傾向調査を行うことなのだ。あくまでも医学レベルでの詳細な審査や評価を行うのはPMDAであり、厚労省ではないという。

それは、インターネットで配信される厚労省のワクチン分科会のようすを見ているとよく理解できる。分科会に出席している委員は、報告された内容に目を通し、疑問があれば厚労省幹部に質問するスタイルだからだ。この分科会のメンバーは、医師や薬剤師ら多様な人材で構成されており、時に鋭い視点で厚労省の案に関して指摘することもあるが、因果関係については追認がほとんどなのだ。

厚労省の職員に、死亡例は詳細に検証されているか質問した。
「以前は、1件1件死亡事案について目を通していたが、今はそれができない。理由は、死亡件数が増えてきたからだ。今は、報告される死亡経緯の中で、同じような傾向が見られた場合に審議する」と語っていた。
裏を返せば、もはや一つ一つ吟味することができないくらい、死亡例が増加してきているわけだ。そして、その死亡例が今後もっと増えていくことを否定する材料は一つもない。
最後に、このデータをご紹介したい。比較的最近のデータだ。
インフルエンザワクチン接種後に報告された死者は、5650万回接種して6人。つまり0・000011%。〔厚生省ホームページ・2019年10月～2020年4月30日〕
新型コロナワクチンは、3億2974万回接種して1800人超。つまり0・000546%。〔厚生省ホームページ・2021年2月～2022年10月〕
もちろん統計を取っている期間が異なるため、単純比較はできないが、接種回数は6倍で、死者数は300倍、つまり50倍死亡確率が高いという実態には驚かされる。

ワクチン接種後の死亡事例報告が2000人に迫る

新型コロナワクチン接種後の死亡として報告された事例が、2000人に迫っている。

【2023年1月20日時点でのデータ】

	報告件数	推定接種回数
ファイザー（2価・オミクロンBA.1、BA.4-5を含む）	1,751件	278,058,460回接種
モデルナ（2価・オミクロンBA.1、BA.4-5を含む）	211件	82,375,957回接種
武田	1件	271,101回接種
ファイザー（5～11歳用）	3件	3,869,716回接種
計	**1,966件**	**364,575,234回接種**

アストラゼネカ	1件	117,838回接種

（2022年9月に使用終了）

因果関係評価結果（公表記号）	
α＝アルファ	（ワクチンと死亡との因果関係が否定できないもの）
β＝ベータ	（ワクチンと死亡との因果関係が認められないもの）
γ＝ガンマ	（情報不足等によりワクチンと死亡との因果関係が評価できないもの）

＊このうち、ファイザーでβ判定が10件、モデルナで1件、武田とファイザー（5～11歳用）は0件。残りは全てγ判定、つまり「因果関係の評価はできない」とされている。11歳の女子、11歳の男子2人もワクチン接種後に亡くなった。

＊番組内でも述べたとおり、この数字は本当に氷山の一角だと考えている。万が一、ワクチン接種後に家族が亡くなった場合、辛くとも必ず解剖してもらうことを勧める専門家は多い。
救済と補償のための新しい闘いは、ようやく始まったばかりだ。

データは、第90回厚生科学審議会予防接種・ワクチン分科会副反応検討部会、令和4年度第23回薬事・食品衛生審議会薬事分科会医薬品等安全対策部会安全対策調査会（合同開催）の資料より。

ワクチン研究者の中には、このくらいの死者が出る前の段階で、直ちに「いったん接種を中止して検討しよう」という話になるのが当然の数字であるという人もいる。

この数字の乖離《かいり》をどう見ればいいのか？

膨らむ疑問の答えを探すために、さらに多角的にワクチン取材を進めることになった。

バリバリ働いていた現役農家が、接種3日後に死亡

「俺の女房の同級生の親父さんがさ、ワクチン打ってすぐに急死したんさ」

2021年10月のある日、突然そう連絡をくれたのは、かつてCBCテレビ報道部に所属していた私の大先輩だった。

それは、私にとってはとても貴重な情報提供だった。

厚労省のデータでは、何人もの死亡報告書を見てきたが、実際にワクチン接種直後と言える時点で亡くなった人に関して取材ができる機会を得るのは初めてだった。

すぐに先輩に紹介してもらい、直接取材するため、遺族のもとに向かった。

家業は農業と聞いていた。美しい田園風景を進むうち、自宅に到着した。

出迎えてくれたのは、70代の妻と50代前半の息子の二人。

広い敷地には、築70年以上の古民家と現代風の民家が2軒並んでいる。この古い母屋《おもや》のほうが、死亡した男性の実家だった。

古民家らしく、トイレは建物の中にはなく、離れにあるという昔ながらの構造だったのだが、実はこれが救命を難しくすることになる。

6月22日	1回目の接種（ファイザー）当日は大きな体調変化なし
6月23日	発熱。38度。
6月24日	38度の熱、下がらず
6月25日	解熱剤を服用 食事の後　トイレで倒れ死亡

▼死亡診断書　肺炎の急性増悪《ぞうあく》

基礎疾患があるからこそ、ワクチン接種を受けたはずなのに

70代の男性は、6月22日、同じ市内にあるかかりつけ医で、初めてワクチンを接種した。ファイザー製のワクチンだった。

打った理由は、この数年はほとんど改善していたけれど、過去に慢性肺炎の既往歴《きおうれき》があったからで、大学病院の主治医の診断のもと、接種することに決めた。主治医の診断書をもとに、かかりつけ医で男性は接種を受けたのである。

《肺炎など基礎疾患のある人は、感染して重症化しやすいので優先してワクチンを接種すること》

これが国の指針でもあったため、本人も家族も何の疑問も持たなかったという。

ワクチンを接種後、当日は心配していた副反応もなく、大きな体調の変化はないよう

だった。しかし、接種翌日、体は悲鳴を上げはじめた。体温が38度まで上昇し、これがなかなか下がらないのだ。接種から2日後、かかりつけ医のもとを訪れ、解熱剤をもらって服用した。それでも熱は下がらず、接種後3日目を迎えることになった。

「親父、医者に行ったほうがいいんじゃないか」

と声をかけた息子に、

「いや、大丈夫。ワクチンはこういうものだから大丈夫、問題ない」

家族に心配をかけまいと思ったのか、父はそう言って断った。

この時のことを、息子は今でも後悔している。あそこで無理やりにでも医者に連れて行けば助かっていたかもしれない、と。

昼食のあと解熱剤を服用したが、5分くらいすると、気持ち悪いと言いながらトイレに向かった。それが男性の最後の姿になった。

心配していた妻は茶の間で待っていたが、離れのトイレから「うー、うー」と今まで聞いたことのないような唸《うな》り声が響いてきた。

異変に気づいた妻は慌ててトイレに向かう。

だが、そのときすでに男性は洋式便座に座ったまま息をしていなかったという。

「お父さん大丈夫？　大丈夫？」

と、何度も声をかけたが返事はなかった。

慌てた妻は救急に連絡しようとするが、頭が真っ白になって119番が思いつかない。人は、気が動転すると普段なら当たり前のことができなくなってしまうというが、本当なのかもしれない。

息子の携帯に電話して指示を仰ぎ、救急に連絡すると、心肺蘇生のアドバイスを受けた。しかし、便座に座った男性の体は重く、離れの床はコンクリート。しかも、トイレは一段高いところにあるため、安全に引っ張り出すこともできない。

70代の妻の腕力では抱きかかえて夫を運ぶこともできず、救急が到着するのを、ただ茫然と待つことしかできなかった。

「ワクチンなんて接種させなければ」と嘆く妻

ワクチン接種から3日後、男性は帰らぬ人となった。

ワクチン接種前までは、農作業をテキパキとこなす、とても元気な人だったという。だからこそ、妻も息子もこの急死が信じられないと口を揃える。

息子は「ワクチンが引き金になっているのではないかというのは、素人ながらも間違いないだろうなと思います」と言う。

また、妻は「コロナワクチンなんて接種させなければよかった」と語った。

そして、ワクチンを注射したかかりつけの医師も複雑な胸の内を明かしてくれた。

私が、そのかかりつけ医に取材を申し込んだところ、彼は、匿名を条件に語ってくれた。匿名にすることで、むしろどこにも忖度《そんたく》せず、本音で語れるからと取材に協力してくれたのである。

死亡した男性については「元気でしたからね。考えてみても、ワクチンが影響したのではないか。引き金になった可能性はある」そう語り始めた。そして、ワクチンとの因果関係についてさらに突っ込んで尋ねると、「自分には因果関係についてジャッジする権限はないが」と前置きしたうえで、静かなトーンで語り始めた。

「白か黒かと言えばグレーに近い。限りなく濃いグレーに近い。でも、これって（認定を受けるには）黒じゃないとダメなんですね」

この言葉が、ワクチンと接種後の死亡事例の因果関係を解明することの難しさを物語っている。

ワクチン接種後に死亡した遺体も見たことがあるという監察医にも話を聞いた。

その監察医は、ワクチン接種後3日間という期間について、気になる発言をしていた。

「ワクチン接種当日まで元気に歩行していたような方が急死するのは、とても違和感がある。ワクチン接種後3日間というのは、体内でスパイクたんぱく質が盛んに作られ、ワクチン接種の影響がまだ強く残っている期間でもある。それが何らかの影響を与えたという可能性はある」

彼は、自分のクリニックでワクチン接種も行い、副反応外来なども受け付けている。ワクチンを知り尽くした医師だからこそ、言葉に重みがあった。

接種後の死者は、3割が3日後まで、約半数が1週間後までに集中

ワクチン接種後に死亡した人の死亡までの日数を示したデータを見ると、接種当日と2日目も多いが、接種3日後までに亡くなった人は、全体の3割にも上る。そしてほぼ半数の死者が、接種後1週間までの期間に集中している。

ワクチン接種後に亡くなる人は、ほとんどが高齢者であることは事実だ。

厚労省や専門家は、**「ワクチンを接種したから亡くなったのではなく、亡くなったのが、たまたまワクチン接種後だったからでは」**と説明する。

知りたいのは「本当の死因」

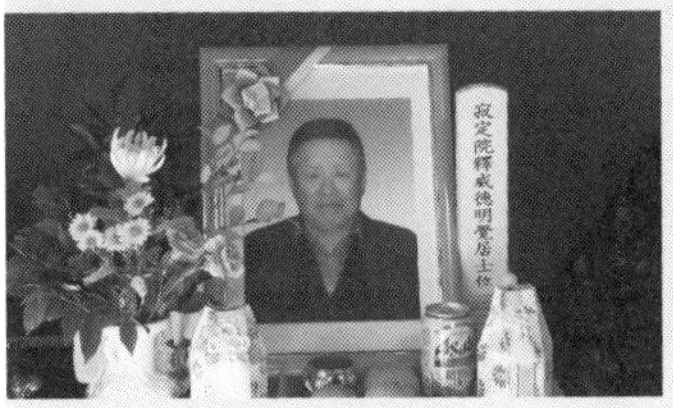

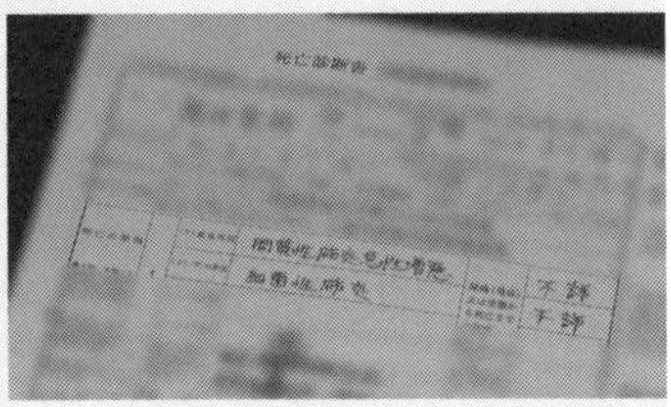

直接の死因は「肺炎の急性増悪」なのかもしれない。しかし、遺族が本当に知りたいのは「なぜ、ワクチン接種によってその〝急性増悪〟が引き起こされたか」そして、「ワクチンの危険性についての情報は、なぜ伝えられなかったのか」だ。

だが、それは事実なのだろうか？　統計は嘘をつかない。

もし、本当にワクチンの影響がないのであれば、接種後3日、また1週間までの高い山は存在せず、グラフはフラットになるはずだが、実際はそうなっていない。

これは何を意味しているのか？

亡くなった男性の息子は、「肺炎の急性増《ぞう》悪《あく》」という死因を聞いて、強い違和感を覚えた。慢性肺炎と言っても、肺炎症状などはすでになく、5年ほど前に検査入院したが、あくまでも検査入院で、症状は近年、もうずっと改善していたというのだ。

死亡診断書には、たしかに間質性肺炎《かんしつせいはいえん》の急性増悪と書いてある。直接の死因は、たしかにそうなのかもしれない。だがポイントは、それまでの数年間、完全に落ち着いていた肺炎が、なぜ急速に悪化したのか？　という点だ。

遺族が知りたいのは、本当の原因と詳しい経過なのだ。

だがそれは、かかりつけ医にも、監察医にもわからなかった。

真実を知りたい遺族の前に立ちはだかる「評価不能」の冷たい壁

かかりつけ医が報告した結果を、厚労省はいったいどう評価したのだろうか？

その評価結果を知るために、私は父を亡くした息子とともにパソコンを開いて厚労省のホームページを閲覧し、死亡事例を1件1件チェックしていった。

「こんなにたくさんいるんだ……」

息子はそうつぶやきながら、画面上で一心に父親を捜し続ける。

死亡事例は、すでにこの時点で1200件を超えていた。

二人で30分近くも探しただろうか？　ようやく彼の父親と思われる内容の事例を見つけた。

だが、そこにはただ「評価不能」と記してあるだけだった。

多くの死亡事例がそうであるように、「情報不足により評価できない。つまり、**ワクチンとの因果関係はわからない**」というものだった。

「親父の75年の人生、最期《さいご》はずいぶんあっけないものだったな」

息子はそう語っていた。

さらに、「ワクチンを打つ、打たないを判断するための材料がきちんと知らされていたら、結果は違っていたはず」とも言う。

「正しい情報を、誰も提供してくれなかったじゃないか」と。

報道のあるべき姿について、改めて問い直すべきだと言われているのだと思った。

もう一つ私が気になっていたことは、ワクチン接種後の死者の死因を遺族が納得するくらい詳しく徹底的に調査することなく「評価不能」とだけ記す国の姿勢である。

それまで元気だった家族が、「健康を守るため」と説明されていたワクチンを打って、なぜ急死しなくてはならなかったのか？

不自然な死に至った本当の原因が、遺族に対して説明されることはなく、モヤモヤだけはずっと残る。ずいぶん冷たいのではないだろうか。

消化不良のまま、死という現実を直視しなければいけなくなった遺族は、仏壇に手を合わせながらこう呟いていた。

「テレビが来てくれたよ」「お父さん、良かったな」

私には意外な言葉だったが、そこに込められた意味は何だったのか。

父親の死を、誰の気にもとまらない「あたりまえの死」にしてはいけない。

無駄にしたくない。

テレビで紹介されることによって、実際に起きている事実を知ってもらい、自分と同じ悲しみや無念を感じる人を一人でも減らせるよう、意味を見出してほしい。

私には、そんな遺族の思いがこもっているように感じられたのだった。

ワクチンの影響は、接種後いつから出るのだろうか？　接種した後、誰もが経験した経過観察は15分間だ。これは、アナフィラキシーショックや急性アレルギー反応などを想定しての対応だとされる。

つまり、15分を過ぎればいったん安心というふうに考える人も多いことだろう。しかし、今から紹介する事例はどう説明すればいいのだろうか？

13歳、野球少年の死

神奈川県鎌倉《かまくら》市に住んでいた中学1年生の13歳の少年は、２０２１年10月、土曜日だったが登校した。授業は休みだったが、部活動があったためである。

朝7時には部活動へ行き、昼過ぎには帰宅していた。部活動は野球部、彼は根っからの野球少年だった。母親の話によると、この日は試合がメインだったため、まだ1年生で、レギュラーではない彼の仕事は準備や応援が中心で、激しい運動はしていなかったという。

そして、運命の時間を迎えることになる。午後5時前、集団接種会場で2回目のワクチン接種を行ったのだ。薬剤はファイザー製で、接種直後、何も異常はなかった。帰り際に、看護師に声をかけられたことを母親は鮮明に覚えている。「入浴は普段通りで大丈夫ですよ」この一言が頭に残っていたという。


午後7時ごろ、母親は少し遅めの夕食の準備を始めた。息子はさっぱりとしたものが食べたいとリクエストし、食事の支度を手伝ってくれた。

こんな話を聞くと、世の母親は羨ましがるだろう。13歳、中学1年生の男子は、世間的には反抗期の真っ只中で、口を聞かないこともしばしばという母子もいると思うが、彼女らにそれはなかった。誰もが羨むような母子の団欒《だんらん》だが、まさか、これが親子の最後のふれあいとなるとは知る由もなかった。


「お風呂でも入ってきたら」そう勧めたのは母親だった。

接種会場で言われた一言があったので、何の疑いもなく入浴を勧めた。

少年は、午後8時半くらいにお風呂に入った。少年は入浴好きで、いつも長風呂だった。だから、この日も入浴時間が30分を超えていたが、さほど疑問は感じなかった。ただ50分ほど経過した頃、あまりにも長いなと思って声をかけてみた。返事がない。嫌な予感がしたため、慌てて扉を開けると……そこにはひと目で異常とわかる光景が広がっていた。腰を折るように前かがみに座っていた少年の顔はお湯に浸かっていた。頭もすっぽりと浸かるような状況だったという。

ひと目で異常とは？　水泳が不得意だった少年。彼は水が嫌いで、自分から顔を水に埋めるなんてあり得ない光景だったのだ。

意識はない、息もしていない。慌てた母親は彼を浴槽から出し、心臓マッサージを始めた。同時にこう叫んでいた。「救急車、救急車！」

折から、帰宅したばかりの父親がすぐに救急車を呼ぶ。

しかし、このとき母親はこう直感したという。

「ワクチンだ。この原因はワクチンしかない」

母、父、姉による心臓マッサージの甲斐もなく

すぐに救急車が駆けつけて、自宅からほど近い総合病院へと搬送された。医師や看護師の、まさに懸命な心肺蘇生が行われたが、奇跡が起きる希望は薄かった。何度か、看護師が状況説明に来るが、希望を持てるような報告は一度もなかったからだ。

そして、いよいよ状況的に難しいと伝えられたとき、母親はとっさに病院側に依頼した。

「最後は、私たち家族に心臓マッサージをさせてください」

もう助かることはないだろう。でも、最後に最愛の息子に触れたかったのかもしれない。息子へ謝りたかったのかもしれない。

だが、私にはそのときどんな心境だったのかを聞くことはできなかった。インタビュアーとしては失格かもしれないが、ひとりの親として、それはできなかった。自分に置き換えたら、もう思い出したくもない辛い出来事なのだから。

母親、父親、そして高校3年生になる少年の姉という順番で、1分間ずつ両手で彼の胸を押した。

17：00　ワクチン接種　2回目（ファイザー）
19：00　夕食の準備を手伝う
20：30　入浴
21：20　意識不明で発見⬇救急搬送
22：20　死亡確認

厚労省のワクチン分科会で示された資料を見ると、担当医師の見解は分かれていた。まず、救急搬送された際に治療にあたった医師は、ワクチンとの関係について「関連あり」つまり「死亡した原因はワクチンの可能性がある」と指摘したが、その後解剖した医師は「評価不能」。つまり「因果関係を評価することができない」、分からないとした。

CTの画像診断などによる詳しい検査結果を両親から見せてもらった。

直接の死因は「溺死」と記されていたが、詳しいことはわからないという「不詳」の二文字もあった。また、心臓には血液が凝結した痕跡があったと両親は説明を受けたという。最終的に亡くなった原因は「溺死」だが、そこにいたるまでにワクチンがどんな作用を及ぼし、体にどんな影響を与えたのか？　そこまではわからなかったという。医学は進歩しているはずなのに、なぜ、息子の本当の死因がわからないのか？

両親は、苛立ちを隠せなかった。

搬送先の医師と、解剖した医師の間での見解の相違が最終的な判定にも影響を与えたと見られる。

厚労省は、「得られた情報からは突然死をきたした原因は不明であり、当該ワクチン接種後に同様の経過をたどる症例を集積しないかの経過の観察は必要である」と結論づけた。まず、厚労省としては少年が浴室で突然死亡した原因は、情報不足でわからない。ただ、少年に使われたファイザーのワクチンを接種した後に、今回と同じように浴室で突然死亡するケースが多く出ないか？　今後の経過を見守っていく必要があるということのようだ。

「何度考えてもワクチン以外考えられない」

ワクチンを接種した約5時間後に、それまで全く元気だった少年が急死した。

少年には気管支喘息の既往歴があったというが、死因との関連は考えられるのだろうか？　母親に聞くと、喘息は本当に幼児の頃までで、2歳の時に入院したことはあったが、最近は症状はまるでなかったという。

だからこそ、野球部に入り、元気にグラウンドを走り回ることができていたのだ。小児喘息の突然の発症は、医師の見解からも考えにくいという。

一般論として、風呂場では、ヒートショックにより心筋梗塞などが発症しやすいが、季節はまだ秋。その日は10月30日で、ヒートショックが発生しやすい気温ではなく、環境的にも、その線はなさそうだ。

では、心臓にまつわる疾患が発症したのか？　母親は、自分の家族にも親戚にも心臓疾患の既往歴はなかったと調べた結果を教えてくれた。

最愛のわが子を死に追いやった原因……母親はひとつひとつその可能性を消していっ

た。そこで至った死因は？　父親に聞いた。

「本当に元気な息子だったから。あの日までは、あの時までは……だから、ワクチンしかないと思う」

母親は、

「あらゆる原因を考えては調べたが、何度考えてもワクチン以外は考えられない」


この問題を詳しく調査していた地方議員がいた。

鎌倉市議会の長嶋竜弘《ながしまたつひろ》議員だ。彼は子宮頸《けい》がんワクチンで被害者を救済した実績のある自称「闘う議員」として知られる。

彼には、少年の遺族から手紙が届いていた。

ワクチンが原因で死亡したと疑っていた母親が、頼れる人はこの人しかいないと、かつて被害者を救済した実績のある長嶋議員を知って、助けを求めたのだ。

私は、共通の知人を介して長嶋議員にコンタクトを取り、状況を確認した。

長嶋議員は、遺族から届いたメールを市議会で読み、子どもへのワクチン接種を考え直すように市に迫る考えを持っていた。そして、その後、市議会でメールを公表し、子どもへのワクチン接種反対の意志を貫いた。

なぜ、もっと調べずに打たせてしまったのかと、自分を責める母

母親とコンタクトを取り始めたのは、少年が亡くなってから1カ月が過ぎた2021年11月下旬頃だった。早速、メールを送ると、しばらくして遺族から返信が届いた。全部で20回近くはやりとりしただろうか、その中で彼女の心境が日々変わっていくさまを感じ取ることができた。

そこには、手塩にかけて育てたわが子の命が突然奪われた母親の苦悩が色濃く出ていた。母親とは、全てメールでやりとりした。もちろん、取材交渉をしながらのやりとりだった。

「四十九日が過ぎるまでは取材は無理です。でも、その後なら取材を受けます」

というのが彼女の回答だった。自宅での取材はNGということで、場所をホテルの一室に替え、プライバシーを守るために顔や声を加工することを約束、さらに体のラインもあまりわからないようにコートを着用することを決め、カメラの手配も済んでいた。

にもかかわらず、突然彼女は取材を断ってきた。どうしても心の整理がつかないのだという。

このあたりから、彼女の文面に変化が見られ始めた。

「どうして息子を守ることができなかったのか？」と、自分を責める内容が目立ってきたのだ。「なぜ、ワクチンについてもっと調べなかったのか？」「なぜ、打たせてしまったのか？」

それ以来、私は彼女を励ますメールを送り続けるようになった。途中から取材依頼のことは、もう忘れていた。

当初約束していたインタビューはどうでもよくなっていた。本来の仕事である取材を忘れて、なぜ母親を励まそうとしたのか？

それは、自分にも同じ歳の息子がいて、決して他人事とは思えなかったからだ。

自分の息子だって、同じように突然亡くなっていたかもしれない。そう思うと、母親の苦悩が手に取るようにわかったからだ。

彼女は、心身ともに疲れ果てたのだろう、息子を失いつつも気丈に働いてきたが、近々休職する予定だと教えてくれた。身内を失った時は、「日《ひ》にち薬《ぐすり》」しか効かないとも言われている。私も、父親を亡くした時にそう教えられたものだが、日にち薬だからこそ、即効性はないのだ。

取材を一度断られてから7カ月が経過した頃だ。

久しぶりに暑中見舞いも兼ねてメールを送ると、意外な返信がきた。

「取材を受けたいと思うが、まだ間に合うのか?」という内容のものだった。

戸惑いながら、その理由を聞いた。時が経つに連れて「このままでいいのか? また、息子のように亡くなる子どもが出て、自分たちのように悲しみ苦しむ家族が出てこないか?」

だから、ぜひともカメラの前でお話ししたい心境になったという申し出だった。

しかも、以前は母親が取材を受けることに反対していた父親も同行するので、全てを聞いてほしいというのだ。

どんな心境の変化があったのかわからないが、むしろ同じ年頃の息子を持つ父親を励ましたいという気持ちのほうが強かった。この状況を自分に置き換えて考えてみてほしい。これがいかに辛く、いかに酷《むご》いことか……しかし、これをまさに全身で受け止めなければいかないのが少年の両親なのだ。

「身内の死は、日にち薬でしか治らない」

私も、父が亡くなったあとは、何をしていても父のことを思い出していた。極端な話、生放送でCMに入った後、そのCMに高齢者が出てくると、父を思い出してしまい、じんわりと目が潤《うる》んだものだ。

でも、ひと月、ふた月と時が流れると、涙が流れる回数も減っていった。少年の両親はどうだったのか?

これからは、少年の死亡の経緯を積極的に伝え、ワクチンの有効性だけでなく、リスクも国に訴えていきたいと力強く語ってくれた。私が連絡を取り始めた前年とは、明らかに別人になっていた。少年の死と正面から向き合うことが、実は少年の近くにいることになり、死を受け入れることになるのではないか。そう感じているように、私には思えた。

取材の最後に、母親は、これから自分が生きる意味を教えてくれた。

「息子の死因を何としても究明したい。あの世で息子と会った時、私も私なりに頑張ったよと胸を張って言いたいですから」

ワクチン接種の有効性を信じ、感染症予防のために接種した少年とその家族。しかし、その結果、予想もしていない悲劇が待ち受けていた。

自分のせいだと悔いる日々を送る母親に責任はあったのか？　いや、責められるべきは、けっして彼女ではないはずだ。

責任の一端は、ワクチンのリスクをしっかりと説明してこなかった国であり、地方行政であり、そして、われわれメディアにもあるのではないだろうか。

パパの死を無駄にしないために

2022年9月末の仙台空港は、少し肌寒かった。念のためジャケットをもっていって正解だった。山形県出身の私は、9月末の東北の気候を知っていた。

私の生まれ故郷から、車で1時間半ほどの場所に、その人は住んでいた。

取材に入るまで、何度もLINEでやり取りしていたこともあって、置かれている境遇などについては事前に理解していた。また、同じ東北出身ということもあってか、なんとなく親近感を抱いていたのを覚えている。

その人は須田睦子《すだむつこ》さん（34歳）、4人の子どもの母親だった。小学4年の長男、幼稚園年中の次男、3歳の長女、そして生後8カ月の次女の4人だ。

身長151センチの小柄な須田さんが、玄関先で出迎えてくれた。

腕の中には、まだこの世に生を受けて1年にも満たない愛娘がいた。

名前は、すみれ。しかし、名付け親で、誰よりもすみれちゃんの誕生を心待ちにしていた父親は、この世にはもういなかった。


自宅に入ると、玄関にはバスケットシューズが飾ってあった。

「主人は学生時代バスケットをしていたもので……」少し懐かしそうに説明してくれた。

リビングに入ると、優しそうで、子どもたちを包み込むように微笑む遺影が祭壇に飾られていた。

彼が大好きで、いつも愛飲していた缶コーヒーが供えられていた。

須田正太郎《しょうたろう》さん、享年36。その遺影の位置は日々の家族の団らんを眺められるように考えたそうだ。優しく微笑みかけるパパに、毎日子どもたちが手を合わせるのが日課なのだという。妻の日課は、子どもたちが寝静まった後に一日の報告をすることなのだが、今でも必ず涙を流してしまう、とうつむき加減に教えてくれた。

東北地方に秋の気配が漂い始めた２０２１年10月、正太郎さんが２回目のワクチン接種をした後に異変は起きた。ファイザー製のワクチンだった。

打つか？　打たないか？　どうするか迷っていたが、接種は妊婦の妻と、産まれてくるすみれちゃんのためを思って受けた。コロナの感染による胎児への影響を考えての父親としての決断だった。しかしその決断が、その後の彼の人生だけでなく、妻、すみれちゃんら子どもたちの未来を変えてしまうとは思いもよらなかったに違いない。

接種直後には、多くの人がそうであるように発熱などの副反応が出た。接種初日は腕の痛みと関節痛、２日目からは胸の痛みも加わって苦しいと訴えていたそうだ。同時に、肩で息をするような感じで息切れの症状も見られた。

その後39度の高熱が出たが、医師の指示に従って解熱剤を飲み、翌日には何とか熱は下がった。

夜になって少し体も楽になったのか「いやー、死ぬところだった」と冗談っぽく言って食事をとった。ワクチンを接種してからはほとんど食べていなかったためか、珍しいくらいよく食べたという。病み上がりから、ようやく食欲も旺盛になり、体調が改善していく過程に見えたため、妻は少し安心していた。

後になってわかったのだが、この日、正太郎さんは日頃から付き合いのある隣家の奥さんと会話していた。ワクチン接種を控えていたその奥さんから「副反応は大丈夫でしたか？」と聞かれ「俺は本当に死ぬかと思った。それくらい苦しかったから無理しないでくださいね」と伝えた。言葉を素直に受けとれば「副反応がキツイから接種しない選択肢もありますよ」ということなのか。

自分の経験をもとにしたアドバイスをしつつ、彼ももうすぐ完全に副反応はなくなり、通常モードに戻れるはずと確信していたに違いない。

しかし、あの可愛い子どもたちに囲まれた賑やかな日常が戻って来ることはなかった。

何回起こしてもパパが起きないよ

その翌朝、正太郎さんの体は冷たくなっていた。

最初に気づいたのは、隣りで寝ていた長男だった。「何回起こしてもパパが起きないよ」とママに伝える。妊娠していたため、妻とは別の部屋で寝ていた夫をあわてて見に行った。嫌な予感がしたからだ。部屋のベッドに横たわっていた夫は、明らかに顔が変色していて、ただ事でないことを示していた。気が動転して動けなくなったため、日頃から仲良くしていた隣人に連絡し、救急車を呼んでもらった。

すぐに駆けつけた救急隊員が心肺蘇生を試みる。その姿がトラウマになってはいけないと、子どもたちを部屋から離し、妻が全てを見守ることになった。

しかし、彼の優しい眼が開くことは二度となかった。

その眼ですみれちゃんの姿を見ることもなくこの世を去った。

2021年10月4日	ワクチン接種（2回目） 腕の痛み　関節痛
10月5日	発熱　37度から39度 胸の痛みと高熱で肩で息 解熱鎮痛剤を服用
10月6日	熱は少し下がる

夜には食欲が戻る
10月7日　翌朝　死亡確認

なぜ彼は死亡したのか？　死因は急性循環不全とされた。急激に血液の巡りが悪くなってしまったために命を落としたというのだ。しきりに胸の付近が痛いと訴えていた夫、それと今回の死は関係しているのか？　ワクチン接種と死亡に関連はあるのだろうか。

正太郎さんの死亡を確認した医療機関は、「今の医療技術ではワクチンが直接的な原因とは言えない」と診断したが、一方で「ワクチンが関係ないとは言い切れない」と、因果関係を否定しなかった。

妻は「死亡したのはワクチン接種しか考えられない」と、当初から確信していた。

彼は、食事にも気をつけるなど日頃から体を気遣《づか》い、日常的に筋トレなどを行い体調管理もしっかりとしている健康体そのものだった。

健康診断にひっかかるようなこともなかったし、もちろん持病もなかった。それがワクチン接種を境に急変し、あっと言う間に帰らぬ人となった。ワクチン以外にどんな原因が考えられるだろう？

大好きな夫がいなくなった喪失感。しかし、悲しみに打ちひしがれている暇はなかった。夫の死に直面しながらも、すぐにたった一人で子育てをしなければいけない現実と向き合うことになる。

改めて、ワンオペ育児の大変さを実感したという。そして、しばらくして将来への経済的な不安が襲ってきた。残された3人の子ども。お腹にはもう1人いる。

自分だけで、4人の子どもをどう育てていけばいいのか。妻は給食の調理師補助の仕事をしていたが、収入のほとんどは夫に頼っていた。

考えれば切りがないほど、たくさんの不安が小さな妻の体に覆いかぶさってきていた。こうした不安と闘う日々が始まったのだが、彼女にはどうしても納得のいかないことがあった。それは、夫の死の過程と原因だった。

ネット上の心ない誹謗中傷で、さらに傷つく

なぜ夫は死ななければならなかったのか?

そもそも、国の勧めで接種したのに……。この疑問と怒りにも似た感情をどう消化すればいいのか。彼女は、ある行動を起こすことになる。

それがTwitterによる情報発信だった。

彼女の境遇や状況を明かしたうえで、これまでの経緯を赤裸々に報告した。すると、思ってもみなかったリアクションが返ってきた。それは、心ない人による誹謗中傷のコメントだった。


「ワクチンのせいにするな」

「お前なんか流産すればいい」


それを見せてもらった時には、私も言葉を失った。

普通は、辛い思いをしている人には励ましのエールが送られてくると想像していたから

だ。彼女自身も、あまりの心ないコメントに傷ついたという。しかし、同時にこれが「国が推奨するワクチンへの国民の絶対的な信頼感」の表れでもあるのだと感じた。また、当時はワクチン接種が本格的にスタートしたばかりで、接種後に死亡するなどあり得ないという風潮だったかもしれない。

しかし、時が経つにつれてTwitter上である変化が見られた。

「私も接種後に体調が悪くなった」
「私の家族も接種後に死亡した」

など、ワクチン接種後の異変についての書き込みが見られるようになったのだ。その頃から、誹謗中傷は減り、むしろ励ましのほうが増えるようになっていった。ワクチンの副反応に関する理解が少しだけ、ほんの少しだけ進んだからなのだろうか。

夫が亡くなってから4カ月後、待望の赤ちゃんが産まれてきた。

名はすみれ。子どもたちの名前は全て自分でつけ、次に産まれてくる娘の名前も、性別がわかった時から考えて決めていた正太郎さん。

長女同様、どうしても花の名前をつけたかったという。自宅に咲いたもう一輪の可愛い花。遺影の上に一枚の写真が飾られていた。七五三の家族の記念写真だった。仲睦まじい家族写真だが、そこに父親の姿はなかった。

パパの死を無駄にしない闘いを

ロングヘアをバッサリとカットしたのは、夫が亡くなってから1年が経とうとしていた2022年9月のことだった。あの日以降、美容院に行く暇もないくらい忙しかった。また4人の子育て、特に入浴時の騒々しさを考えると髪を乾かす時間などもなかったであろう。でも、彼女が髪をバッサリと切った理由、それは闘う意志のあらわれだと私は感じていた。

以前の写真を見ると、ほんわかした雰囲気の女性にも見えたが、髪を切った彼女はキリッとした強い女性に見えた。見えたのではなく、この一年間できっと強くなったのだ。

いや、強くならざるを得なかったのかもしれない。

彼女は、ワクチン接種後に死亡した遺族たちの集まりに参加し、多くの人の前で実体験を語る活動を始めていた。私は、その映像を見たのだが、涙を浮かべながら、時には嗚咽し言葉にならない中、自分の身にふりかかった現実を語っていた。その姿は、とても気丈に見えた。これまでは経済的にも精神的にも夫に頼っていたが、今度は自分が柱にならなければいけない、そんな思いが彼女をより強くしたのだろうか。

小学4年の長男にも、ある変化が生まれた。彼は、夜中に父親のうめき声を聞いた時、そこで異変に気づき、すぐ母親を呼ぶべきだったと後悔していた。もし、その場で気づいていたら、大好きなパパは、今も自分のそばにいてくれたのではないか……戻せるものなら、時計の針を戻したいと思っていたに違いなかった。

だからこそ、彼は母親と同じようにパパの死の原因を語りたいと思ったのだ。この心境の変化が、次の手紙を書くことに繋がっていった。

パパを返してほしい

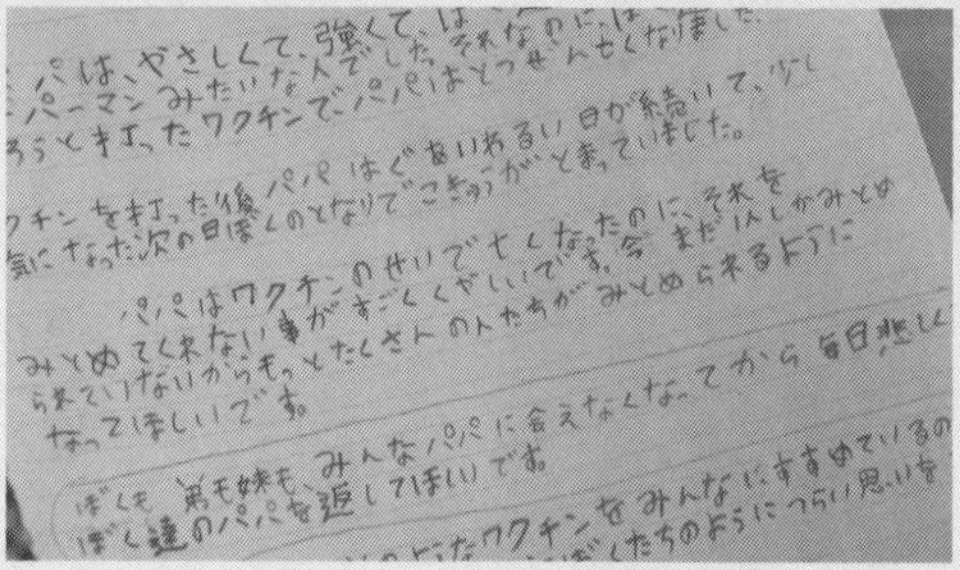
パパは、やさしくて、強くて、
パーマンみたいな人でした。それなのに
ろうと打ったワクチンでパパはとつぜんなくなりました。
ワクチンを打った後パパはぐあいわるい日が続いて、少し
元気になった次の日ぼくのとなりでこきゅうが止まっていました。
パパはワクチンのせいで亡くなったのに、それを
みとめてくれない事がすごくくやしいです。今まだ国しかみとめ
られていないからもっとたくさんの人たちがみとめられるように
なってほしいです。
ぼくも、弟も妹も、みんなパパに会えなくなってから毎日悲しく
ぼく達のパパを返してほしいです。
のようなワクチンをみんなにすすめているの
ぼくたちのようにつらい思いを

家族にとって最愛の父は、そして夫は戻ってこない。もうその笑顔を見ることも、子どもたちと遊ぶ姿を見ることもできない。誰よりも家族を思うがゆえにワクチンを打ったはずなのに……。

この手紙には、大好きなパパに込められた愛が詰まっていた。表現が子どもらしいからこそ、ストレートに心に突き刺さるのかもしれない。その長男に一度だけ会ったことがあった。屈託のない笑顔が印象的な、まだあどけなさが残る顔を見ていると、この少年が母親とともにあのような覚悟を決めたことに、信じられない思いがする。

彼は私の目を真っ直ぐ見てこう言った。

「パパがなぜ死んだのか、それをたくさんの人に教えてあげたい」彼もまた母親と一緒に人前で手紙を披露したり話したりするまでになっていた。たくさんの人に伝えたいという思いがあるからか、私たちの取材にも協力的

だった。

長男は町のバスケットボールチームに入っていた。リビングからすぐに出られる庭にはバスケットゴールがセットしてある。学生時代にバスケをしていたパパは、バスケを習い始めた息子がよほど可愛かったのだろう。このバスケットゴールを誕生日にプレゼントしたのだ。それからの日課は、庭での2人のバスケ練習。父親の熱心な指導の声、息子の嬉しそうな声、そして2人の笑い声。それが、キッチンで料理をする時のBGMになっていた。しかし、あの日からその音が消えた。息子も、あんなに大好きだった場所に寄り付かなくなってしまったという。

バスケットゴールを前にすると、どうしても父のことを思い出してしまうからだろうか。今もバスケチームに所属しているというが、いつかまた思い出の場所で練習できるようになるのだろうか。

須田さんは、自分の子育てのモットーを、「父親がいない可哀想な子どもたちと思われないように育てること」だと教えてくれた。そのせいだろうか、家族の記念写真には、父親の姿はないが、どこにも悲痛な顔は見当たらない。全て笑顔なのだ。

長男は父親の死を理解し始めたが、次男、長女、次女はいつ、どのように本当の意味で父親の死を理解し、受け入れていくのだろうか。そして、母親は父の死の原因をどう説明していくのだろうか。

しかし、この家族であれば、さまざまな試練もきっと乗り越えていけるだろう、そう私は信じている。

6章

ワクチン行政は変えられるのか

尾張《おわり》名古屋からの改革の始まり

「一刻も早く、現実的な補償・救済を」と願う悲痛な声

10万円〜281万円。

この金額が何かおわかりだろうか？　実は、これは私が取材した〝ワクチン後遺症〟に苦しむ患者が負担した医療費の幅だ。ここには、検査費用からタクシー代までの金額が含まれる。取材してわかったのだが、後遺症の患者は、歩くこと自体が困難になってしまった人もいるため、電車やバスなどの公共交通機関は利用できず、タクシーを利用するしか移動手段を得られないケースも多い。

一方で、〝ワクチン後遺症〟によって休職したり、人によっては休職や退職をせざるを得なくなり、収入そのものが激減しているため、家計にとっては大きな負担となっている。

だからこそ、後遺症患者にとって、医療費の早期かつ充分な補償は欠かせないのだ。

しかし、ワクチンの副反応救済制度において、制度がきちんと適用されて救済を受けられる人は、ごくわずかと言わざるを得ない。

副反応の疑いで国に報告された件数は、すでに3万件を超えている。しかし、この中で国が副反応による健康被害を認めて医療費等を支給することを決めた件数は、わずか500件あまりだ（2022年1月時点）。

では、どんな人が救済されているのか？　それを調べてみると、共通点は明確だ。実に、全体の96％は「急性アレルギー反応」が占めている（2022年春の時点）。ここには、アナフィラキシーショックも含まれているが、このデータから読み取れることは、ワクチンを接種した直後に何らかの症状が出ていない限り副反応として認められないということだろう。

つまり、〝ワクチン後遺症〟の患者のように、接種後しばらくしてから胸痛、息苦しさ、倦怠感、じんましんなどの症状に悩まされても、国から副反応として認定されることはほとんどないのが現実だ。死亡のケースも同じだ。

後遺症の症状がどれだけ長期間にわたろうが、全く関係ない。入口の手前で門前払いされているのが現実だ。

この現状を知ると、「心が折れてしまう」とある患者が語っていたのを思い出す。

名古屋の一人の女医の勇気ある行動で動き出した歯車

この状況を打破しようと動き出した医師がいた。

その人は、名古屋市内にある、父親の代から続く地元に根付いたクリニックの女医だった。私も以前取材したことがあるこの医師は、自分の患者が〝ワクチン後遺症〟に苦しむ姿を見て、居ても立ってもいられず、名古屋市の河村市長に手紙を出した。すると、しばらくして市長から直接電話がかかってきたという。

実は、河村市長はわれわれの番組の後遺症に関するＶＴＲを視聴していたようで、理解も早かったという。２０２２年2月上旬、医師からその情報を聞き、私はすぐに市長に電話して取材した。

すると、明日の定例会見で話すが、その時点では詳しくはまだ決まっていないと語っていた。

翌日の会見には、私も注目していた。すると、市長はわれわれのVTRのことにも触れ、後遺症や副反応で苦しんでいる患者を何とか救済したいとの思いを語った。

そして、市の当局や医師会に何ができるのか、早急に支援のあり方を考えるように指示したことを明らかにした。

実はこれに先んじて、名古屋市はすでに国の救済とは別の独自の支援を開始していた。それは、国の副反応の認定者に、お見舞い金という形で2万円を支給するというもので、その時点で6人の名古屋市民が救済を受けていた。しかし、今回の会見で明らかにされたのは、名古屋市はさらにそれとは別の新たな支援制度を設けるということだった。

名古屋市で山が動くかもしれない。

本腰を入れるなら、必ず1回目の会議が近く行われるはずだ。私は、その貴重な情報を兵庫県内でクリニックを開く、ある医師から入手した。なぜ兵庫県の医師がそんな他県の情報を持っていたのか？

その理由は、名古屋市が、〝ワクチン後遺症〟の実態を知るために、後遺症患者を50人以上も診断しているその医師からリモートで聞き取り調査することが決まっていたからだ。私は、〝ワクチン後遺症〟でその医師を取材していた関係で、連絡を密に取り合っていた。その中で知り得た情報だった。

私は、すぐに河村市長に交渉した。

「なーんでおみゃーさんは、その初回会議のことを知っとんの？」

得意の名古屋弁を駆使しつつ、同時に怪訝《けげん》そうな表情をしていることは電話口からも想像できたが、間をおかず、ズバリ核心の依頼をする。

「明日、トップニュース級で扱うから単独インタビューをさせてほしい」と。

翌日、2022年2月8日、他局に見つからないように市長室に入り、その時を待った。

1時間ほどで会議が終わり、市長が現れた。

私はこの瞬間、山が動く予感を感じた。河村市長の本気度を肌で感じたからだ。

この当時の河村市長は、失われた信頼と人気を取り戻そうと必死だったのではないかと推測する。2021年に、例の金メダル噛みつき騒動があったからだ。

あの騒動の後にも取材したが、本人は政治家になって以降、最大の政治生命の危機を感じていたようだった。そんな河村市長が「これだ！」とひらめいた政治課題がこの〝ワクチン後遺症〟対策だったのではないだろうか？

「彼の政治はポピュリズムだ。大衆扇動のパフォーマンス政治家だ」と揶揄《やゆ》する人もいるが、それでも、彼は公約を実現するためにいつも動いてきた。

減税や議員報酬の削減など、よそでは考えられない公約を実現し、また市議会という対立軸を作ることで、市民からの人気を得て市長選では圧勝劇を繰り返した。

その人間ブルドーザーのような突破力は、まだまだ衰えていないように思える。彼は、単独インタビューでこう約束してくれた。

来週にも〝ワクチン後遺症〟の窓口設置

これらは約束通り、CBCテレビはトップニュース級で伝えたが、その後も他局が追従することはなかった。このニュースにバリューがないと判断したのか？

バリューを感じていたが、抜かれたから報道できないと判断したからなのか？

その理由は不明だが、市長は間違いなくテレビカメラの前で約束した。

これで、彼は実際に〝ワクチン後遺症〟について動かざるを得ない状況になった。

ただ、現実に運用を考えると課題は山積していた。

ワクチン接種を推奨するだけの自治体がほとんどすべてという中で、名古屋市が独自に副反応に目を向けただけでも大きな進歩と考えるべきか……これが、今の日本の実態なのだ。

しかし、この小さな一歩が突破口になって、後遺症に苦しむ全員を救う気があるとは思えない国のワクチン救済制度が変革されるかもしれない。

ひとりの女医が取った行動から、世の中が変わるのか？　名古屋から国を動かすことができるのか？　私は、少しでも多くの声を集めて行政を動かし、苦しんでいる患者を救いたい。この名古屋から変革が起きることを願いながら、その後も取材を進めていった。

名古屋発の変革は、日本を変えるか？

行政にはスピード感が求められるとよく言われるが、それは物事を決めてから、実施運営するまでに様々なプロセスを踏まないといけないため、どうしても時間がかかり過ぎることを示唆している。当然、全ての政策や事業は税金を使って行われるので、議会の承認が必須だから、そう簡単に事が進まないのは理解できる。

しかし、時には慎重さより大胆さが必要な時もあろう。それが、今回の例だったのかもしれない。

名古屋市の動きは早かった。私の単独インタビュー直後から、副反応外来を設けるにあたっては名古屋市医師会に、相談窓口を設けるにあたっては愛知県看護協会に働きかけ、1カ月もしないうちに実現にこぎつけた。そのスピード感によって生まれた体制は、2段階で患者に向き合うシステムだった。

①名古屋市に副反応専門の相談窓口を設置

対応は、看護協会の協力も得て看護師が行う。また、本人の希望があれば、市内の医療機関へ橋渡しをする。

②日本で初めて地元医師会が主導でワクチン副反応外来を設ける。

市内80以上の医療機関が副反応外来の窓口を設置し、副反応の患者に対応する。長期的な副反応〝ワクチン後遺症〟について、入口を相談窓口にして外来へ橋渡しするシステムは、全国でも初めての試みであり、この分野での先駆的な市になったとも言える。名古屋市民は、このことを誇りに感じていいいと思う。

しかし、依然として治療法は確立されておらず、根本的な解決にはいたっていないのが現状だ。コロナ禍の暗いトンネルはまだまだ続いている。

名古屋市によると、相談は全国から舞い込んでくるようで、いかに全国各地で〝ワクチン後遺症〟に悩み、つらい思いをしている人が多いのか、それぞれの地元に相談可能な場所、受け入れてくれる外来が存在していないのかという問題点を浮き彫りにした形にもなった。

こうした〝ワクチン後遺症〟に関する「名古屋モデル」は、いつになったら全国各地に浸透していくのか？

ワクチン接種を国と一緒になって推進してきた全国の自治体は、今こそ現実にも目を向け、真剣に考えるべき時ではないか。

最も大切なのは、国民の健康。シンプルに考えれば、自ずと答えは出るはずだ。

10代、20代は特にリスクの高い心筋炎の実態

あなたは、自分の子どもにコロナワクチンを打たせましたか？

データを見ると、12歳から19歳のワクチン2回接種率は、約74%、一方で5歳から11歳では20%弱と少し低い数字になっている（2023年1月16日時点）。理由は、やはり接種後の副反応についての懸念があったからだろうと推測する。街頭インタビューで何人もの保護者に聞いたが、特に副反応に対して敏感だった。

ワクチン接種といっても、国の承認を受けて日本で使うことができた薬剤は、アメリカのファイザーとモデルナ、イギリスのアストラゼネカ、そして武田のノババックスの4種類。最も多く供給され、使用されたのは個別・集団接種などで使用されたファイザーで、次に企業などが参加する職域接種や大規模接種会場などで使われたモデルナだった。

この2つのワクチンを巡り、特に10代で理由がはっきりしない副反応が相次いだ。それは、若い男性に数多く見られた心筋炎という病の発症だった。

どんな病気か？　心臓は筋肉でできているが、その筋肉の細胞が炎症を起こすことで心臓の機能が弱まり、不整脈や心不全を引き起こし、最悪の場合死にいたる。

この心筋炎は、コロナに感染しても発症するが、ワクチンを接種した後も世界中で発症例が報告されていた。

北欧のスウェーデン、フィンランドなどでは、若い世代の男性を中心に心筋炎などの副反応が深刻化していて、特に発症頻度が高かったモデルナワクチンの接種を中止する動きも出た。欧米のワクチン行政を参考にしていたとみられる日本は、これを受けて、素早い対応を見せた。国の厚労省ワクチン分科会は、海外をはじめ日本でも心筋炎の発症頻度が高いモデルナワクチンの使用に制限をかけることを決めたのだ（2021年10月）。

10代、20代の若い男性に限り、「2回目の接種では、あえてモデルナワクチンを打つ必要はない」と国の指針が示された。つまり、1回目にモデルナを接種した人は原則2回目もモデルナだが、それを2回目はファイザーに切り替えてもよいというものだった。ワクチン行政を進めてきた厚労省がリスクを踏まえて初めて対応を変えた点で、大きな意味をもった方針転換でもあった。

ただ、厚労省のリーフレットなどでも使用されているデータには疑問が残った。データそのものというより、使われたデータの比較方法が妥当性を欠いているように見えたのだ。ワクチン接種後の心筋炎の発症割合と、コロナに感染した時の心筋炎の発症割合を単純比較したデータで、204ページのグラフに示してある（2021年10月時点）。

コロナに感染した場合の心筋炎発症回数は、100万人接種あたり834回。これを見ると、心筋炎はワクチン接種後よりも感染した時のほうが圧倒的にリスクが高いように見える。これを額面通りに受け取れば、

「コロナに感染した時の方が心筋炎発症リスクが高いのだから、確率からしてワクチンは打ったほうがいい」

しかし、この資料を注意深く見ると、あることに気づく。コロナに感染して心筋炎になったのは834人とされているが、これは100万人当たりに換算した人数で、実際に心筋炎を発症した人は4人しかいない。しかも、感染者数でなくコロナで入院した患者数約4800人の中の4人を、100万人当たり834人と換算したものだ。感染した人ではなく、入院した人がベースになれば、発症率が高くなるのは当然である。また、この4人は10代ではなく、10代から39歳までで、詳しい内訳は示されていない。もちろん、10代が4人ということも考えられるが、30代が4人ということもあり得るのだ。そう考えると、これはもともとフェアな数字ではないし、フェアな比較ではない。本来、比べてはいけないものを比べて印象操作を進めようとしているだけのように感じる。

データを改ざんしているという証拠があるわけではないが、どんなデータを使い、どう比較するかで相手に与える印象は全く違うものになる。

これによって、そこまで詳しくデータを分析しないだろう国民をワクチン接種へ誘うことができる。これは、国会でも指摘された。

心筋炎・心膜炎についての厚労省の「不自然な」データの見せ方

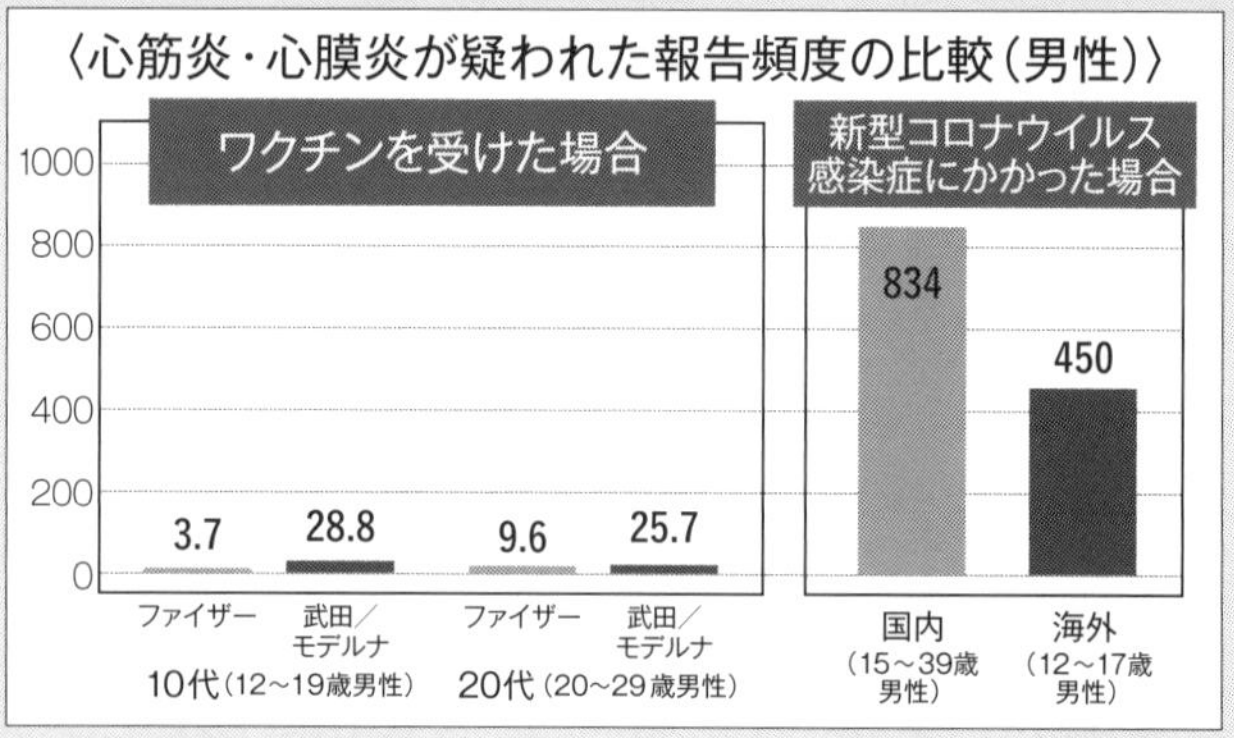

出典：第70回厚生科学審議会予防接種・ワクチン分科会副反応検討部会、令和3年度第19回薬事・食品衛生審議会薬事分科会医薬品等安全対策部会安全対策調査会（令和3年10月15日開催）資料

冒頭のカラー口絵5ページ目の右下のグラフだが、紙面の都合で小さくて見づらいかと思うので、少し大きなサイズでご覧いただき、本文の補足をしたい。グラフを見れば、「ワクチン接種には効果がある。新型コロナにかかると心筋炎・心膜炎のリスクが80倍以上になるのだから、やはり打っておかねば」と思われるのではないだろうか。心筋炎・心膜炎の発症疑いがある人は、ファイザー接種の場合で100万人あたり9.6人、一方、新型コロナに感染した人は834人というように見える。だが本当だろうか？　ワクチンの接種効果を測る場合、比較すべき対象は、同数の「接種者」と「未接種者」であるべきだが、これは違う。しかも、右の834人の母集団は、そもそも「新型コロナウイルスに感染し、入院している患者」で、そのうえ、年齢層も15〜39歳。2つも条件が違う。全員30歳代という可能性もあるわけだ。統計的には、異なった属性をもつ母集団同士を比較しても意味をなさない。この834人には、「接種者」「未接種者」の区別もない。入院している中・重症患者4798人のうち4人が心筋炎・心膜炎になったことから、4÷4798＝0.00083348を100万倍し、834人という数字を作り出しただけではないのか。

その後の取材では、ある事実が明らかになった。ワクチンを自分で選択できるように接種方針の転換が示されたにも拘わらず、あえてモデルナを拒否した人はほとんどいなかったというのだ。

行政が接種会場でリーフレットを配り、きちんと説明したとのことだが、せっかく予約を取ってわざわざ来たのに接種せずに帰るのはもったいないという人や、そもそもワクチンの副反応について全く事実を知らないか、理解していないか、神経質ではない人が多かったからではないかと、私が取材した自治体の担当者は語っていた。

高齢者からスタートしたワクチン接種は、64歳以下、50代、40代…とハイリスク順に順調に進んでいった。そして、2021年夏に12歳以上の接種が始まることになった（5〜11歳は2022年3月から）。肉体的に成熟した大人と、成長期で発達段階もまるで違う12歳に同じ量のワクチンを摂取するのは危険ではないのか。男子の場合、12歳の子の平均体重で比較すると、19歳男性のほぼ7割くらい。まるで別のカテゴリーだ。

「これだけの体重差があって、接種するワクチン量が同じというのは非常に危険だから慎重に考える必要があるのでは」という意見を、取材している最中に医師らから聞いた。そもそも、アメリカのファイザーやモデルナは、欧米人の平均的な体のサイズを想定して製造されているため、当然体重が軽い日本人にとっては量が多く、そのため副反応が欧米人よりも強く出たのではないか、との指摘もあった。

私は、三重県内にある小児科医院を訪ねた。12歳から15歳までのワクチン接種がスタートしてしばらく経って、どのくらい副反応が出ているのか心配だったのだが、幸い、この小児科医院では高熱が出たり、だるかったりした例はあったものの、重篤な副反応は出ておらず、院長もホッとしていた様子だった。

子どもの接種後の副反応として多いのが血管迷走神経反射なのだという。現象としては、失神＝気を失うことだ。これは、緊張やストレスなどが原因で、血圧が低下したり、脈拍が減少したりして脳血流量が不足して起きる。

ワクチン接種後の副反応の最もポピュラーな例だそうだが、これもそんなにはなかったそうだ。

子どもにワクチンを打たせるべきか？　打たせるべきでないのか？

子どもの学校行事や、入試や、故郷への帰省や、さまざまなイベントとの兼ね合いもあり、自分のこと以上に迷い、悩んだという親は多いはずだ。コロナワクチンは、他のワクチンと比較して圧倒的に副反応の頻度が高いことはわかっているのだが、わかりやすい形で確認できる詳細なデータが揃っていないため、判断材料が不足していたといえる。

ワクチンを打たせて、もし子どもの体に万が一のことがあったらどうしよう？

一方、ワクチンを打たずにコロナに感染し、重症化したらどうしよう？　との心配がつきまとっていたのも事実だったと思う。

ワクチン接種は、努力義務。従順な国民性の日本では、往々にしてこの「努力義務」は義務として理解されていたのではないだろうか。

働いている保護者であれば、職域接種もあり、職場での「打ってもらわないと困る」との同調圧力が強くかかるので、誰もが右へ倣えの状態で接種せざるを得ないムードになることもあるし、個人の冷静な判断は押し流されてしまいがちだ。

こうした中、揺れ動く決断をさらに鈍らせるようなショッキングな出来事を取材することになった。

厚労省によるデータ修正問題——崩れた信頼

ワクチンを打てば、とっくにコロナは終わっていたはずでは？

あなたは、どんな目的でワクチンを接種しましたか？　感染予防？　重症化予防？　どちらでしたか？

ワクチン接種開始前や初期には、ワクチン接種が感染拡大を止める唯一で最高の手段であると伝えられ、最大の抑止策になるものと考えられていた。

われわれも、番組で解説を依頼する専門家や医師らから常にそう聞いていたし、テレビでも新聞でもそのように報道していた。

1回目接種後、7日程度で抗体が強くなり、その効果がやや低減してくる時期に2回目接種を受ければ、抗体は非常に強力になり、感染予防効果は増す、と言われていたのではなかっただろうか？

しかも、日本社会全体でだいたい6〜7割ほどの人がワクチン接種を済ませれば、社会全体が「集団免疫」を獲得できるから、コロナ禍はその時点で終わる。そうこうするうちに治療薬開発も進むだろうから、一件落着。

これが、ワクチンをめぐるストーリーの全てだったはずだ。

光の当てられたストーリーは、ここで完結するはずだった。

しかし、現実はどうだったろう？

光があれば、必ず影も存在している。それが、事実だった。

報道機関が根拠とするのは、基本的に厚労省の発表データ

ともかく、ワクチンにかかる期待はとても大きかった。人類が初めて人類に対して使用する遺伝子ワクチンであり、まだ治験期間中（2023年5月まで）のものもあり、安全性に関するデータが明らかに不足していたにもかかわらずだ。

日本ではそうではなかったが、欧米ではすごい勢いで連日コロナ死者が増加していた。最高度に恐怖を煽られた結果、いくつかの安全性試験のデータは不充分だけれども、特例承認を与えられたものだから大丈夫だろうということで、ありがたくワクチンを買わせていただくことになったわけである。

日本人は、基本的には国のことを信頼している。それは、1回目、2回目のワクチン接種率の高さが物語っていた。全体で80％を超えたのだから……これは国民の国への信頼の表れとも言えるだろう。

この数字は、世界的に見て、ほぼトップクラスだ。

どんなワクチンか詳しくは知らないが、国が推奨するのだから大丈夫だろう。安全性においても問題ないはずだ。そう思った人も少なからずいたに相違ない。

国は、アメリカの製薬会社のデータや欧米の国々のデータを用いてその有効性を国民に知らせた。われわれ報道に関わる人間も、けっして主観ではなく、客観的なデータをもとに報道したつもりだ。

厚労省の審議会の結果やホームページなどで公開されているデータを根拠として引用し、丁寧に説明してきたつもりだった。

そう、厚労省が公表するデータがわれわれの情報の根幹を形成し、発信してきた。当然、視聴者のなかには、その情報を安全性の判断材料としてワクチン接種を選択した人もいたのではないか。

厚労省が発表データを恣意《しい》的に変えていたのか？

しかし、である。

その判断材料のひとつ、ワクチンに関するデータに問題があったとしたら、あなたはどう思うだろうか？

「まさか、国がそんなことはしませんよ。ここは日本なんだから」

そう答えた人は、このあと紹介する内容を聞いて驚くかもしれない。

厚労省が毎週公表しているデータに「ワクチン接種歴別の新規陽性者数」を記したものがある。ここでは、ワクチンを1度も打っていない「未接種の人」と、2回打った「2回接種済みの人」とで人口10万人あたりの感染者数を比較している。これは、一言で言えば、まさにワクチンの接種効果を表したデータとも言えるのだ。

２０２２年の４月４日から10日までのデータを見てみると、未接種の人のほうが、２回接種済みの人より感染者数が多くなっている。これを素直に受け取れば、やはりワクチンによる感染予防効果があるのだな、と取れる。

しかし、このデータの傾向が、次の週からの報告ではガラッと変わってしまったのだ。どう変化したのか？　４月11日から17日の週のデータを見てみると、年代によっては圧倒的に多かった未接種の感染者数が一気に少なくなり、40代や60代、70代など、年代によっては２回接種済みの人のほうが感染者が多いという逆転現象を生んでしまったのだ。

つまり、年代によってはワクチンを打たなかった人のほうが、打った人より感染しにくいという、全く逆の数字となっている。ワクチン効果を示すためのグラフだったものが、翌週にはワクチン効果を否定するようなグラフになっていたのだから驚いた。

ワクチン効果を演出するためのデータだったのか？

それにしても、この２週間の間で何が起きたというのか？

厚労省がデータを修正したのには裏話があった。

実は、私もよく取材している名古屋大学名誉教授の小島勢二医師がこの問題のキーマンだった。

彼は海外のデータを見ながら、オミクロン株へのワクチン効果を調べていた。予防効果が薄れてきたと言われているが、本当か、そしてどの程度かを確認するためだった。データを見てみると、アメリカやヨーロッパの国々のデータでは、mRNAワクチンのオミクロン株への効果がたしかに低くなっている現状に気づいた。第5波までは確認できたワクチン効果が、第6波では薄れてきている。

ところが、だ。振りかえって日本のデータ（もちろん厚労省が出している）を見てみると、事情が違う。

日本のワクチン効果は、オミクロン株になっても効果が高く、ワクチンの有効性をきちんと保っていたのだ。これは日本人だけに特有の結果なのか？　疑問に思った小島医師が詳しく調べてみると、厚労省の分類の仕方に原因があったことを突き止めたのだ。彼は、ある国会議員にこれを伝え、国会で議論されたことから、厚労省もデータを修正したのだ。

厚労省は、未接種の分類の中に「ワクチン接種はしたが、いつ接種したかを記入していない未記入の人」も含めていたのだ。つまり、未接種のグループに、なぜかワクチンを接種した人も入れてカウントしていたのだ。この「未記入」とはどんな意味をもつのだろうか。

崩れた信頼——厚労省は国民を守ってくれるのか？

ある医療機関を訪ねて話を聞いてみた。

コロナの陽性が判明した場合、医療機関はHER-SYS《ハーシス》いう感染者の情報を管理したり支援したりするシステムを活用して、国に様々な情報を届ける義務がある。たとえば、住所氏名といった基本情報から発症日や症状、行動歴、そしてワクチンを接種したかどうかの履歴チェックだ。

この場合、ワクチンを接種した日付も確認することになっているが、実は、ほとんどの人が接種した日付を正確には覚えていないという。

確かに、検査して突然陽性であることが判明した時、1回目は○月○日、2回目は○月

○日と明確に即答できる人はなかなかいないかもしれない。

常に接種券を持ち歩いていたり、スマホなどで日程を細かく管理している人ならば別だが、医師によればそうした人はもちろんほとんどいないということだ。

つまり、多くは「接種はしているけれど接種日不明」ということで、未記入になってしまうのだ。また、高齢者施設でクラスターが発生したりした場合、認知機能が衰えている人も一定の割合で含まれていて、そうした人たちは、接種そのものを明確に記憶していないこともあると思われるが、その数字も全て「未接種のグループ」に入れられているのではないかと指摘する声もあった。

これによって、未接種の人は、2回接種済みの人より感染者がかなり多いというデータができあがっていたのだ。これは、ワクチンと感染者の関係性を見るうえでどんな印象を与えてしまうのか？

小島医師は「ワクチンを接種した方が感染を防ぐ効果が高いという印象になってしまっている」と語っていた。これは、結果的か意図的にか、ワクチン効果の印象操作のために利用されていたのではないか？

いずれにせよ、「過去に接種歴があるけれど、正確に言えない」人を未接種者に加算したわけだから不思議でならない。その人たちは、本当は「未接種者」ではなく、「接種者」なのだ。

厚労省は、このデータはワクチン効果を示すものではないと言うが、厚労省のホームページでも公表され、全ての国民の目に触れられる環境にあったのだから、これを患者に見せてワクチン接種を奨めた医師もいただろうし、ワクチン接種を自ら決めた国民も少なからずいただろうと思う。

ワクチン効果を示すために、データの集計の仕方を意図的に操作していたのか、厚労省に直接聞いてみた（2022年6月）。

Q1：なぜ未記入を未接種として分類したのか？

「理由は不明、わからない」

Q2：そもそもなぜこの調査をした？

「ブレイクスルー感染の実態調査のため」

ブレイクスルー感染とは、新型コロナワクチンの場合、2回接種したにもかかわらず再び感染することを言うが、もしこの実態を調べるためなら、もっと厳密にワクチン接種日を管理する必要があったと思う。

この問題については、最終的に2022年6月14日の定例記者会見で後藤茂之《ごとうしげゆき》厚労大臣も、資料の解釈について充分な説明ができなかったことなどに「国民の皆さまに素直にお詫びしたい」と陳謝するにいたった。

ワクチン接種を勧める立場の厚労省がなぜデータを修正していたのか？

しかし、本当の問題はもう一つあった。

このワクチンデータ修正問題のニュースでさえ、大きく報道されなかったことだ。

ほとんどの主要メディアが、ワクチンをめぐる〝事実〟を大きく報道しない中、ワクチン接種は、4回目、さらに5回目へと突入していく。

7章 事実を語る勇気

事実を実名で語ることに、勇気が必要な時代

ニュースは、実名報道が原則だ。

カメラの前で顔を出して実名で語ることで、そのニュースの信憑《しんぴょう》性、信頼性が担保される。本名で顔を出して語ることは、その人の責任にも繋がるからだ。


しかし、このコロナ報道だけは実名報道がとてもむずかしかった。

初期のころはなおさらだった。コロナに感染することは、それだけで社会悪で迷惑極まりなく、知られたら通常の生活が送れないというほど、社会から糾弾されていた。それだけ、未知のウイルスについての恐怖心が強かったのだろう。

ペストやスペイン風邪も、最初はそうだったと歴史書で読んだことがあるが、それはあくまでも100年以上前の話。これだけ医学や科学が進歩し、ＩＴが席巻する現代となれ

ば話は違うと思っていた。しかし、人間の心理は21世紀の世の中でも変わらなかった。というより、むしろそれを利用したインフォデミックは、今も続いているようにさえ思う。

《コロナ感染者に聞く、コロナウイルスの実態》。こんなタイトルの特集を組むときも、取材対象者の顔にモザイクを入れ、念のため音声も変えた。

これは、ワクチン接種後の副反応についても同じだった。

接種後の副反応に苦しむ人たちの顔にカメラのレンズが向くことはなかった。

撮影するカットは後ろ姿、正面の映像も首から下、胸元や手元などがメインだった。テレビに出たことがわかると身内に迷惑をかけてしまう、と実名報道は断られてきた。

被害者の立場である人が、堂々とカメラの前でその実態を語ることができない。それがこの問題の難しさを象徴している。

ワクチンは、ともかく善で、ワクチン被害を訴える人は、善であるワクチンの接種推進を妨害する許されざる者。「反ワクチン」としてまとめられ、ネット上でも批判の的にされ、ただでさえ傷ついている被害者に対して追い打ちをかける誹謗中傷が相次いだのだ。だから、被害の実態を語ることを恐れる人が続出した。

コロナ禍に醸成された「ワクチン至上主義」という社会の雰囲気が、副反応の実態、すなわち〝事実〟を明らかにすることを妨《さまた》げてきた可能性はある。

その人の情報は元同僚から寄せられた。「実名で全てを語りたいという女性がいる」これを聞いた時は、最初耳を疑った。

ワクチン取材では、実名報道はそれまで例のないことだったからだ。

その情報に若干の猜疑《さいぎ》心を抱きながらも本人に連絡を取ってみた。

「自分の身元を全て明らかにしたほうが説得力が生まれるのではないか」これが本人自らが実名報道を望む最大の理由だった。その勇気に感動しつつ、一方で誹謗中傷のターゲットにされてしまわないかという心配もあり、複雑な感情を抱きながら彼女に面会した。

岐阜県可児《かに》市に住む兼松徳江《かねまつとくえ》さん59歳。2022年7月の暑い日のこと、兼松さんは歩いてCBCテレビのインタビュールームにやってきた。

杖を右手に持ち、足をひきずっているので、足をケガしている人にしか見えない。しかし、理由を聞いてみると「ワクチン接種5分後から、この状態が続いているんです」と汗を拭きながら答えてくれた。

兼松さんが初めてワクチンを接種したのは、2021年7月27日。体の異変は直後から現れた。ワクチンを接種して5分が経過した頃から、手のひらがビリビリと痺《しび》れだし、ほどなくして足の裏にも同じような症状が出始めた。体には倦怠感が現れ、息苦しさも覚え始めた。これまでに経験したことのない、急激な体調異常。個人病院での接種だったため、その場で診察を行うも、結果は「異常なし」。しかし、すぐに総合病院へ向かうことに。ここでも入念に検査を行ったものの「異常なし」。

とはいえ、自分の体のことは誰よりも詳しく知っている兼松さんの体には「異常あり」のサインが出続けていた。全部で4回にわたり医療機関で診察、検査を繰り返すも、結果は全て「異常なし」。最終的には「心の問題かと思いますよ」と言われ、大きく傷ついた。他人に伝えたくても伝わらない体の異変。届けたくても届かない自分の思い。兼松さんもまた、〝ワクチン後遺症〟に苦しむ他の患者たちがそうであったように厳しい現実を突きつけられていた。

しかし、5つ目の医療機関だけは違った。

診察したベテラン医師は「これはワクチンの副反応と考えられる」と結論づけた。答えは至ってシンプルで明快だった。

「接種前と接種後で明らかに体調に大きな差がある。これは、ワクチンが引き金になったと考えられる」

しかし、ワクチンの副反応であろうということになっても、具体的な治療法が確立しているわけではない。そして、ここから副反応との闘いが始まっていく。兼松さんの体を襲った副反応は多種多様だった。

まずは、歩行困難。床や地面の硬い場所を歩いているのに、トランポリンやスポンジの上を歩いているようなフワフワとした感覚が続いた。室内を歩く時は壁伝いに、屋外を歩く時は杖が必須になった。次に、握力低下。買い物に行ってもキャベツや白菜など少し大きい目の野菜を掴むことができなくなった。例えば、麦茶などを入れるポットの蓋《ふた》も開けられなくなった。私の目の前で実際にやってみせてもらったが、上半身でポットを抱え込むようにして固定し、手のひらに全身全霊の力を込めて開けるような感じだった。その他、めまい、舌の痺れ、記憶力の低下も著しかった。
20代半ばの長女と高校生の長男との3人で暮らしている兼松さん。まだ、高校生の息子さんを養っていかなくてはいけないため、仕事に復帰したいのだが叶《かな》わず、仕方なしに貯金を切り崩して生活していた。

〝ワクチン後遺症〟の患者さんを取材していて、ある共通点に気づいた。端的に言えばこうだ。原因がわからないため、数多くの医療機関を回って検査を受ける。医師に理解されず、寄り添って貰えずにたらい回し。医療費がかさむ。体調が悪いので働けない。貯金を切り崩して生活する。そして、社会的にはワクチン接種後の後遺症の理解が進んでいないため、怠けていると勘違いされる。職場だけでなく家族にすら理解されず、孤独感に苛《さいな》まれる。これが〝ワクチン後遺症〟の負のスパイラルなのだ。

そんな〝ワクチン後遺症〟患者の現状を知ってほしいと兼松さんは立ち上がった。
2022年6月、兼松さんはある行動に打って出た。知り合いの国会議員を通じて、岸田文雄総理大臣宛に質問主意書を提出した。

それは「理解されない〝ワクチン後遺症〟の現実」をわかってほしいという切実な訴えだった。この質問主意書というのは、国会法に基づいているもので、国会議員が内閣に質問できる制度だった。

かつて国会議員の秘書経験があった兼松さんだからこその発想と戦略だったが、岸田内閣からの回答は、あまりにもそっけないものだった。

〝ワクチン後遺症〟について、「ワクチンが原因であると判断された事例はない」「実態は把握していない」など、兼松さんが期待していた回答とは程遠いものだった。門前払い以前という感じである。

この回答を見て兼松さんが落胆したことは言うまでもない。

しかし、彼女は国がダメなら、とわれわれに連絡をくれたのだ。こうなったら社会に、世論にこの現実を知ってもらおうという作戦に変更したのだろう。

その勇気ある彼女の行動がきっかけとなって、徐々に現状に風穴を開けていくことになる。

カメラの前で実名で告白してくれる人が、徐々に現れてきた。

井澤由紀子《いざわゆきこ》さん（51歳）と初めて会ったのは、２０２２年9月、名古屋市内にある医療機関の待合室だった。第一印象はファンキーな女性。好きなアーティストはゴリゴリのロックバンド、ドイツ出身のHelloween（ハロウィン）とイングランド出身のWhitesnake（ホワイトスネイク）。彼女が着ていた黒のTシャツには、そんなアーティストのロゴがプリントされていた。

レッドカラーに染まったヘアはポニーテールに、耳はカラフルなピアスで装飾されていて、ファッションにも彼女らしさが滲み出ていた。

〝ワクチン後遺症〟の患者は、前述した兼松さんのように杖をついたりしていなければ、見た目はいたって普通なので、具合が悪いようには見えない。その辛さは本人しかわからないため、いっそう誤解を招きやすいのだ。

井澤さんも、見た目は元気そうに見えた。このため、普通に会話していたのだが、途中から明らかな異変に気づかずにはいられなかった。

拳を握った状態の左手を胸の上部に押しあて始めたのだ。その拳は時より左、中央、右に移動し、時には心臓近くを叩くような仕種も見せた。そうすることで痛みが少し緩和されるのだという。同時に、明らかに息が切れるような症状になり、ぜーぜーと言い出した。喘鳴《ぜんめい》という症状だろうか。「すみません」という言葉とともに会話も止まり、井澤さんの後遺症の実態を知ることになった。しかし、彼女の後遺症はさらに深刻だった。それがわかったのが、その日から一週間が経過した頃だった。

井澤さんの知人から連絡が入った。この人も〝ワクチン後遺症〟に悩んでいる元看護師だった。元看護師で看護大学の准教授も務めていた人だからこそ、医療知識も豊富で〝ワクチン後遺症〟の研究も独自に行っていた。そんな彼女から、にわかに信じられないことを聞いた。

「井澤さんは、大石さんと会ったことは覚えているけど、どんな話をしたかは全く覚えていないそうです」そんなハズはない。彼女の症状や身の上話など、1時間にわたって話を聞かせていただいたのに、なぜ？　という疑問を抱きつつ、すぐに井澤さんの自宅に向かった。

名古屋市内のある一軒家。門扉の向こうには庭が広がり、草が生い茂っていた。チャイムを鳴らすと、この日もお気に入りのロックバンドのロゴが入ったTシャツを着て出迎えてくれた。居ても立ってても居られず、単刀直入に質問した。

「先日、僕と話したこと覚えていますか?」「すみません、忘れてしまいました」彼女に起きていた最大の異変、それは記憶力の低下だったのだ。

ワクチン接種後から記憶障害が起きるようになったというのだ。

誰と会ったかまでは記憶しているが、具体的にどんな話をしたのかまでは覚えていない。もっと深刻なのは、自分の行動すら記憶できないという現実だった。以前、同居する息子と口喧嘩したことがあったそうだ。かなり激しい口論になったため、反省した息子がしばらくしてから謝ったところ「なんで謝るの? 何かあったの?」とケロッとしていたという。わずか1時間前の出来事ですら、彼女の脳からは記憶が消去されてしまうのだ。

次々と失われていく記憶。その記憶を少しでも残そうと、井澤さんはある行動をとるようになる。彼女からTwitterを見せてもらうと、そこにその答えがあった。

彼女は、日々更新するTwitterに自身の行動履歴を書き込んでいたのだ。誰かに見せるためにつぶやくのではなく、自分の記憶を埋めるためにつぶやいていたのだ。

ちなみに、私と会ったことも書き込まれていたが、詳しい内容までは書き込んでいなかった。だからなのか、彼女の記憶から私との会話内容は削除されていたという訳だ。


夫が言っていた。

「かつては陽気で元気だった彼女が、あの日以来、別人になってしまった」

リビングでぐったりしているのが日常になってから、ほぼ一年が経過していた。胸の痛みと記憶障害、歩くとすぐに息が上がる。さらに何かに掴まっていないと立っていられない状態が続いていた。草が生い茂っていた庭の手入れも、もともとは彼女の日課だった。

「最近は手入れができていないんですよね」と玄関先の柱に寄りかかりながら庭を見つめ、少し寂しそうに語ってくれた。

彼女が以前のような、本来の自分を取り戻す日は来るのだろうか？


先日、ＬＩＮＥでやりとりする中でこんな質問をしてみた。

好きなバンドは他にいるんですか？

「Amaranthe（アマランス）、Arch Enemy（アーチ・エネミー）、DragonForce（ドラゴンフォース）、Nightwish（ナイトウィッシュ）、Beast In Black（ビースト・イン・ブラック）等も好きでよく聴いています」

今度、久しぶりにあるメタルバンドのライブに行くという。歩けないので、ライブ会場では車椅子を借りるように手配したそうだ。歩けない理由を伝えたら快く車椅子の貸し出しに応じてくれたという。勇気を出して、原因はワクチン接種後の体調不良だと伝えた。

彼女はこう語っていた。「〝ワクチン後遺症〟の人が、人目を避けて家に籠《こも》っていなければならないなんて事はない。周りにサポートしてもらって、身体が動く限り楽しんでもいいってことを知ってもらいたいです。好きでこんなふうになったんじゃないんだから」

彼女は会うたびに話してくれることがある。「〝ワクチン後遺症〟はある。まずは国にその存在を認めてほしい」「〝ワクチン後遺症〟について社会全体で理解してほしい」

これは、Twitterに記録しなくても消えない記憶だ。

彼女の強い願いは届くのか。カメラの前で実名で語った女性らの覚悟は、日本中に少なからずいると思われる同じような境遇の人たちに勇気を届けたに違いない。

遺族会（繋ぐ会）結成

これまで取材してきた人たち。彼らはワクチン接種後に体調が悪くなり、それが長期間続いている〝ワクチン後遺症〟の患者。そして、接種後何日かして死亡した人の家族だった。

ワクチン接種が始まってから約1年8カ月、私が取材を始めてから1年以上の歳月が流れていた。2022年10月20日。この日は、国が推し進める新型コロナワクチン接種にとって、大きな分岐点になった。そう思っている。

東京駅前にある雑居ビルの貸し会議室の一室が記者会見場となった。

「コロナワクチン被害者の家族による遺族会が結成され国を提訴へ」その記者会見が開かれた。私は遺族会の代表を務める鵜《う》川《かわ》和《かず》久《ひさ》さんから「マスコミはどのくらい来るもんですか？」」と事前に質問を受けていた。鵜川さんは、京都で会社経営をしているのだが、ワクチン接種後に死亡した人の遺族と話す機会があり、直感的に強くこう思ったそうだ。「こうした人たちを助けたい」人助けこそが人生最後の大仕事と決めていた。日々遺族のもとへ全国を飛び回っているのだが、本業は大丈夫なのか、そこはまだ聞くことができていない。

鵜川さんとは、ある人を介して知り合い、何度か連絡を取り合っていた。

彼はワクチン接種後の副反応について、マスコミが取り上げてくれないことをしきりに嘆いていた。だからこそ、今回の記者会見ならマスコミが注目してくれるだろうと期待を寄せていたのだ。「マスコミはどのくらい来るもんですか？」との質問に私は即答した。

「さすがに無視できないと思いますよ」私は東京キー局や大手新聞社などのカメラや記者でごった返すのを警戒して早めに会場へ向かい、カメラの場所取りをした。テレビにとってカメラ位置は生命線、このポジション争いはどうしても譲れない。

私はこの日、朝から宮城県に住む須田睦子さんを密着取材していた。接種3日後に夫を亡くした須田さんは、残された4人の子どもを1人で育てていた。東京駅で待ち合わせをしていると、彼女が歩いてやってきた。最愛の子どもたちは保育園などに預け、会見に臨む予定だった。

「東京は7、8年ぶりなんです」と見慣れない東京の高層ビルを見上げながら、「まさかこんな理由で東京を訪れるとは思ってもみなかった」と、今度はうつむき加減に呟いた。私は、彼女と一緒に会見場に向かった。すると、そこには他の遺族も集合していた。

皆さん、鵜川さんを通してそれぞれの話は聞いていたようで、顔合わせをしてからすぐに打ち解けていた。突然同じような境遇を受け入れることを余儀なくされ、周りからも理解されず、孤独な闘いを強いられてきた者同士だからこそわかることがあるのだろう。彼らは初対面ながら、すでに長年の戦友のような感覚だったに違いない。

会見前に行われた遺族会メンバーの自己紹介。私は、そのようすを間近で見てメモを取っていたが、手が止まる場面が多く、涙が止まらなくなる場面もあった。インタビューなら泣けないけど…メモの最中だからいいだろう。

私は遺族にインタビューする時に、ある決め事をしていた。それは決して泣かないこと。私の先輩で、数多くの取材経験があるベテラン記者から教わった。「泣きたくなるところを抑え、淡々と伝えることが大切だよ」最初、その意味がわからなかったが、今ならよく理解できる。

私が泣くことで、その涙によって遺族の伝えたかった本来の主旨がボケてしまうおそれがあるし、私が泣くことで、視聴者から純粋な反応を奪ってしまうことも考えられるからだ。

インタビュー中でないことを理由に、涙は止めどなく流れた。遺族が直面していた出来事があまりにも辛かったからだ。

①良かれと思って自分がワクチンを勧めたことが、最愛の父親の命を奪うことになってしまい後悔している娘。

②息子に先立たれ、もう1年以上経過しているのに納骨もできずに涙に暮れる日々を

送っている老夫婦。

③働きざかりの兄を亡くした妹は、死因は急性心不全と致死性不整脈だったと涙ながらに語った。被害が広がっている状況を断ち切りたいと思い、遺族会に参加したそうだ。

④仲のいい伯母を失った女性は、亡くなったのは2回目の接種当日だったと声なき声を振り絞った。

⑤泣きながら74歳の父親を返してほしいと訴えた息子。父は、接種後から体調不良が続き、10日目に虚血性心疾患で死亡した。

⑥わずか1カ月前に父を亡くした娘。テレビの囲碁番組では解説者として活躍していた。接種翌日、番組撮影に備えるため朝風呂に入っていたが、なかなか出てこないので浴室に向かうと、顔が湯に浸かっていたという。しかし、肺に水は入っていなかったと教えてくれた。

⑦大阪で夫婦2人でレストランを経営していたが、55歳で夫を奪われ悔しいと大阪弁で訴えた妻もいた。基礎疾患のある人は重症化する恐れがあると聞いていたため、国や大阪府の言うとおり積極的にワクチンを接種した。接種券が自宅に届いた時は、夫婦で万歳をしたほど。それほどまでに待ちわびたワクチン接種だった。飲食の客商売ゆえ、自分たちが感染することでお客さんに迷惑をかけてはいけない。接客のプロとしてのポリシーだったのだろう。

しかし、ワクチンを接種した2日後、夫は書斎で仰向けに倒れて亡くなり、帰らぬ人となった。解剖した結果、虚血性心疾患と心臓肥大と伝えられた。妻はワクチンだと直感的に思った。なぜなら、毎月定期的にかかりつけ医に診てもらっているが、心臓肥大と診断されたことは今まで一回もなかった。まさか死んでしまうとは……店主で料理人の夫を亡くした妻は、店を閉めた。一番大事な夫も、店も失くした。大粒の涙を流しながらこう叫んだ。「主人は、死にたくなんかなかったはず。国と大阪府には頭を下げてほしい」

遺族のコメントには、ありったけの疑問、後悔、怒り、失望が込められていた。途中からは感情のロールプレイングゲームのようにそれが繰り返されていたと思う。「疑問」とは、なぜ亡くなったのか？　「後悔」は、なぜ接種したのか？　接種させてしまったのか？　「怒り」は、なぜ国は接種を勧めたのか？　「失望」は、なぜ国は何も補償してくれないのか？　なぜ手を差し伸べてさえくれないのか？

遺族の言葉には交錯する思いやストレートな感情が込められていた。だからだろうか、強いワードばかりが並び、私の心に刺さり続けた。

この日、遺族会の会長に選ばれた小金井《こがねい》さん（会長は当時）。ワクチン接種後に最愛の妻を失った悲しみが癒えぬ日々を過ごしていた。仲良し夫婦の共通の趣味はサーフィンで、「よく2人で波乗りに行きましたよ」という横顔は楽しそうでもあり、寂しそうでもあった。遺族会の名前は「繋ぐ会」。

「遺族を繋ぐ、思いを繋ぐ、そして未来へと繋ぐ。繋ぐにはこんな意味が込められているんです」と、そう教えてくれた。

この模様は、ネットで生配信された。では、マスコミはどれくらい集まったのか？　私の勘は見事に外れた。テレビは、ＣＢＣの他はわずかに1社。大手新聞は1社のみで、あとは地方紙だった。ほとんどの大手マスメディアは訪れなかった。

なぜ、他社は取材すらしないのか？　それとも取材できないのか？

これが新型コロナワクチン報道の現実であり、道の険しさを物語っている。

ワクチンの光と影　影の部分を照らす存在に

今から20年ほど前、岐阜市に住む小学5年の女子児童を取材した。

テーマは「不登校」。

彼女は、学校生活で人から傷つけられたり、人を傷つけたりしたくないとの理由で、徐々に学校から足が遠のいてしまった。母親は、口には出さなかったが、本心は「学校へ行ってほしい」と思っていた。しかし、包み隠していたはずの母親の本心が顔に表れていたためか、娘にはそれがよりプレッシャーになり、余計に学校へ行くことができなくなった、そう目に涙をためながら説明してくれた。

当時、不登校という繊細なケースにも拘わらず、娘も母親もカメラの前で実名を明かし、全てを語ってくれた。

内容からして、匿名、モザイクが一般的だったため、顔を出して話してくれる人は珍しかった。なぜ、匿名が多かったのか？

それは、今の〝ワクチン後遺症〟を取り巻く状況とよく似ている。

当時、不登校は「社会的には認められないこと」、だから「世間には知られたくないこと」だったからだ。

彼女が通う小学校や地域の教育委員会を取材した。「あくまでも学校が一番、不登校は好ましくない、学校に戻るべき」これが当時の答えだった。

たとえ、いじめがあって学校が息苦しい空間であっても、それを克服して学校に戻るようにと指導していた。選択肢はたった一つだった。

あれから20年。今はどうだろうか？　学校へ行くのが辛かったら「無理して学校へ行く必要はないよ」と言われるようになり、選択肢はフリースクールをはじめ、多岐にわたるようになった。時代は変わったのだ。

しかし、それまでには許しがたい犠牲が数多くあった。

凄惨ないじめを苦にした自殺未遂、そして実際に命を絶った児童や生徒も多くいた。それが世の中を変えるきっかけになった。

夏休み明けは自殺が多い。学校が始まることへの不安が死を選択させてしまうからだという。私が毎年8月31日に番組で伝えることは、「学校へ行きたくないなら、無理をしないでください」。

こんなメッセージを伝えることなど、私が不登校を取材した20年前ではとうてい考えられないことだった。

時代とともに常識は変わる。いじめや不登校の認識も変わった。ならば、同じように〝ワクチン後遺症〟への認識も変わるのではないか？

可愛いわが子をいじめで失った保護者は、なぜわが子が死を選んだのか、もう二度と同じようなことを繰り返してほしくない、と再発防止を訴える。

〝ワクチン後遺症〟の患者や、接種後に死亡した人の遺族も、この二つの点を訴えている。なぜ死んだのか？　もう二度と繰り返してほしくない。

ともかく、一度立ち止まろう。見つめ直そう

世の中が動く時、それは何か大きな事件や事故などがあって、その事実が世に知られることによって起きることが多い。インパクトの大きいものであればあるほど、動きやすい。それは、今までは影に隠れていたものが一瞬にして照らし出されて、その存在がクローズアップされるからだ。

しかし、何らかの大きな出来事が起きない限り、問題点がなかなか表に出てこないことが多い。その出来事とはしばしば取り返しのつかぬほど、大きな犠牲を伴うものだ。そうなる前に問題点を照らし出し、苦しくとも全力で対策していくことが必要なはずだ。

コロナ禍におけるワクチン問題はどうだろうか?

メリットには光が当てられ、数多くの人の心に届いた。しかし、リスクにはなかなか光が当たらなかった。当てられなかったと言ったほうが適切かもしれない。

前述したとおり、大きな出来事や犠牲が生まれれば、ニュースなどでもスポットライトが当たることもあるが、ワクチン接種後の死亡や〝ワクチン後遺症〟に関してはまだ理解

されていないと思う。全ての因果関係を証明することはできないが、すでに多くの犠牲者が出ている疑いがあるのに、だ。

私は、このワクチンと副反応の関連性について研究している複数の大学教授に聞いたことがある。死者数の現状を考えると、通常の薬剤やワクチンであれば、もうとっくに使用中止になっているということを。これはあくまで一定数の見解だが、ワクチンについては、国も地方自治体も多くの医師会などの医師たちも「接種推進」のままだ。なぜか？

もちろん、ワクチンの有効性もあろう。プラスの側面があることは全く否定しないし、そこにも注目する必要がある。しかし、それはもう多くの医療関係者やマスコミが伝えている。何より総理大臣が先頭に立ってワクチンを接種して有効性をアピールしているではないか。お上への信仰の強い日本では、これ以上ない光に照らされたことを意味する。一方で、見逃されている視点がある。

接種後に副反応が出て、しかもそれが死亡につながったり、後遺症が長期化したりする人が一定数いるという、こちらもまぎれもない〝事実〟だ。

しかし、未だ「そんな人はいないはずだ」と批判しようとする人たちも、確実に存在する。

今も、助けを求める人はたくさんいる

名古屋市が設置した〝ワクチン後遺症〟の相談窓口に寄せられた相談件数は、２０２２年12月時点で１９００件以上にのぼる。

２０２２年３月に開設され、すでにこれだけ多くの患者からの相談が寄せられているのだ。

呼吸器症状、皮膚症状、頭痛など、多岐にわたる症状が、〝ワクチン後遺症〟の正体を見えにくくしている。しかも、１人がたいてい複数の症状を抱えていたりするのだから、本人の苦しみや不安はいかばかりか。この実態を示す数字だけでなく、私もこの目で何人もの後遺症患者に直接会って取材してきたし、電話取材だけなら数十人は超えている。〝ワクチン後遺症〟は確実に存在すると私は思っている。

しかし、この〝ワクチン後遺症〟は知られていない。コロナに感染した後、味覚障害や嗅覚障害になったり、頭痛が続いたりするコロナ後遺症のことは知られていても、〝ワクチン後遺症〟は同じようには語られない。いったい、この差は何なのだろうか？

〝ワクチン後遺症〟について取材し、報道すると、「反ワクチン報道」と揶揄、批判される。

ワクチンについてのネガティブな報道。それは全て「反ワク」でくくられる。

しかし、これは「反ワク」などではない。

どんなワクチンにも必ず存在する「表と裏の顔」、その裏の顔なのだ。

その裏を照らさない、照らそうとすると批判されるコロナ禍の現実。

なぜ、多くの報道機関は影の部分を見ないのか。コロナ禍の、ことワクチン接種については、なぜ、死亡事例や後遺症についての報道が少ないのか？　その答えは、私にはわからない。

われわれが、新型コロナワクチンについてのリスクも報道するようになって1年半近くの時が経過した。これまで40回ほどの特集を組み、愛知、岐阜、三重が放送エリアの夕方のニュース番組で伝えてきた（2021年8月～2023年1月まで）。

こうしてテレビ番組で報道する一方、YouTube の配信では、全国で苦しみつつ後遺症の症状と闘い続ける人たちに向けてメッセージを送り続けてきた。突然大切な家族を失い、悲しみに暮れる遺族に向けてもメッセージを送り続けてきた。

「あなたは、けっして独りではありません」と。

同じような境遇で孤独な思いをしている人たちにこそ、声を上げてほしい。そしてその声に、医師たちは耳を傾けてほしい。手を差し伸べてほしい。なんの先入観もなく診察してほしい。

国には、なぜ接種後に体調不良が続くのか、その原因を徹底的に究明してほしい。なぜ、接種後に大切な人が亡くなったのか、解明してほしい。

求めているのは何も特別なことではない。ただ単に通常の医療なのだ。患者に、そして遺族に当たり前のように光を当ててほしい。

どんなものにでも、光と影がある。

光の部分は、誰もが注目し、より輝きを増すが、影の部分は、誰かが照らさないと存在が明るみに出ない。だから、誰かがそれを伝えるべきだ。

われわれは、その影の部分を照らし出す存在でありたい。

今も、そしてこれからも。

あとがき

最後までおつきあいいただき、ありがとうございました。

コロナ報道を始めて3年、〝ワクチン後遺症〟や「接種後の死亡」についての報道を始めてからも、1年半が経過しました。

日々の取材はニュース番組の深掘りコーナー「大石が聞く」チームとともに行っています。本編にも登場する報道一筋30年のベテラン記者有本整《ありもとただし》キャップは、豊富な医療知識と経験をもとに、この報道を推進してくれました。私の報道の師匠であり、頼れる先輩です。そして、私と一緒に取材現場を駆けずり回ってくれた相棒記者がこれまで3人。1人目は、患者からの信頼も厚く、ハートフルなVTRをつくる安西愛子《あんざいあいこ》さん。厚労省のデータ修正問題など、緻密な計算と追及で実力を発揮した長谷川琢也《はせがわたくや》さん。さらに最若手ながらも鋭く丁寧な取材が持ち味の中道陸平《なかみちりくへい》さん。この3人の存在なくして、この取材は当然成立しませんでした。

取材クルーは、私と記者と渡辺隼勢《わたなべはやせ》カメラマン、音声の牧野敏則《まきのとしのり》さんの4人態勢で全国を駆け回りました。

さらに、この報道姿勢を許してくれたのが、CBCテレビ報道部でした。他社では報じない内容の取材に対して寛容というより後押ししてくれました。「これは反ワクではない。事実を報道しているだけだ」日本初の民間放送、中部日本放送（CBC）の矜持とも言うべきか、CBC報道部に脈々と受け継がれてきた報道マインドが、取材をずっと継続させてくれました。

この本の監修も手掛けてくれた飯田晃久《いいだあきひさ》報道・情報制作局長、小川直人《おがわなおと》報道・情報制作局次長、村瀬巧《むらせたくみ》報道部長、近藤健太《こんどうけんた》編集長のバックアップがなければ、ここまで自由に報道できませんでした。

また、これまで4300万回以上を再生したYouTube配信「大石解説」は、毎週金曜日の夜、生放送の後に収録しています。
カメラマン兼監修の天木健《あまきけん》さん、アシスタントの中塩屋鈴華《なかしおやすずか》さん、YouTubeのサムネイル担当の船越康之《ふなこしやすゆき》さん、さらに西田征弘《にしだまさひろ》記者、中村進一郎《なかむらしんいちろう》記者、荒木庸輔《あらきようすけ》記者の最終チェックを経てアップされます。

つまり、これだけ多くの人の目を通して報道されてきたのが「大石が聞く」であり「大石解説」なのです。人の命や健康にかかわる内容だからこそ、より丁寧に、より慎重に報道してきました。

視聴者からよく聞かれる質問があります。「他のメディアが報じないのに、なぜCBCテレビだけは報道できるのですか？」

確かに「ワクチンの後遺症リスク」や「接種後の死亡」に関して、特集などで詳しく報道したメディアは数えるほどしかありません。私も、遺族会の結成会見など、他の案件でコロナ禍以前なら確実に報道されただろうことがほとんど報じられないことに疑問を抱いていました。では、なぜCBCテレビ報道部はそれができたのか？　それは、報道の諸先輩方が築き上げてきた長年の報道姿勢が受け継がれてきたからであると確信しています。

さて、本書は原稿の締め切りの関係で内容は2022年11月までの取材分までで区切っていますが、遺族会（繋ぐ会）の結成以降、ワクチン接種を巡る問題は新しい局面に入り、さらに大きな潮流の変化が起きつつあると考えています。

引き続き今後も、**《出所のはっきりとしているデータと私の取材を交えて真摯《しんし》にお伝えする》**姿勢を崩さず、新型コロナとワクチン接種を巡る〝事実〟を丁寧にお伝えしていきます。

「報道のチカラ」を信じて活動していきますので、ぜひ引き続きご支援ください。

今回の出版において、著者が得る利益の全ては、
新型コロナワクチンの接種で辛《つら》い思いをされている遺族や、
患者の団体などで役立てていただければと思います。

新《しん》型《がた》コロナワクチンの光《ひかり》と影《かげ》

誰も報じなかった事実の記録

2023年3月2日　第1版第1刷発行
2023年3月23日　第1版第3刷発行

著者　大石邦彦《おおいしくにひこ》

発行人　宮下研一

発行所　株式会社方丈社
〒101-0051
東京都千代田区神田神保町1-32 星野ビル2階
tel.03-3518-2272 / fax.03-3518-2273
ホームページ https://hojosha.co.jp

印刷所　中央精版印刷株式会社

ISBN978-4-910818-03-0